AF588886

DU

RASH VARIOLIQUE

(VARIOLOUS RASH DES ANGLAIS)

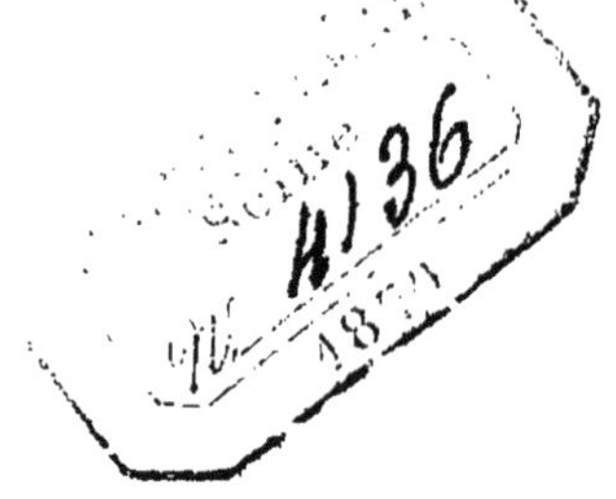

Paris. — Typ. Pillet, fils aîné, 5, rue des Grands-Augustins.

DU

RASH VARIOLIQUE

(VARIOLOUS RASH DES ANGLAIS)

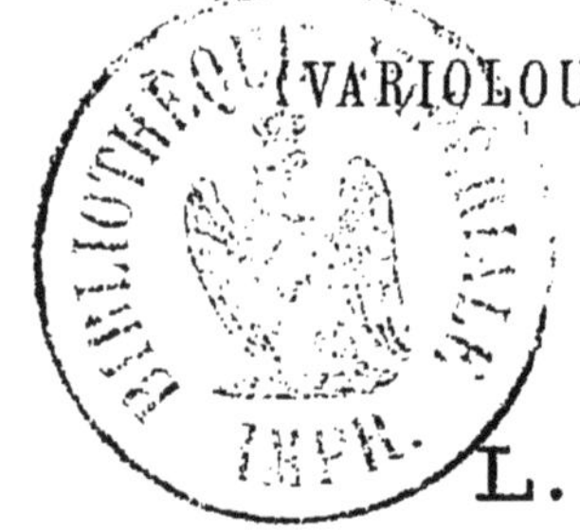

PAR

L. HAMEL

DOCTEUR EN MÉDECINE DE LA FACULTÉ DE PARIS.

Ancien élève de l'École pratique de la Faculté (Concours 1865);
Ancien externe des hôpitaux de Paris (Concours 1866);
Ex interne à l'hôpital civil et militaire du Hâvre.

PARIS

ADRIEN DELAHAYE, LIBRAIRE-ÉDITEUR

PLACE DE L'ÉCOLE-DE-MÉDECINE

1870

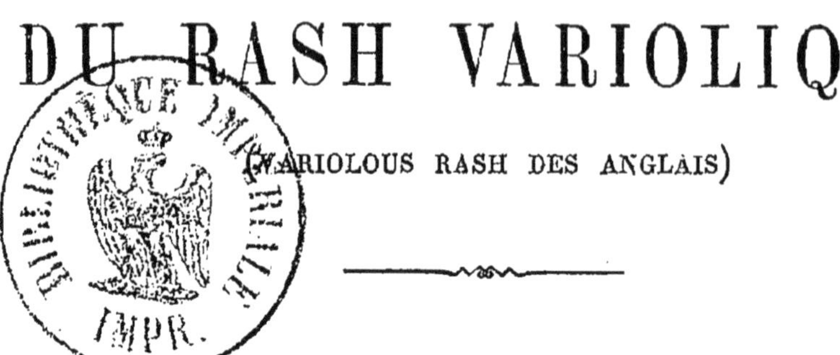

DU RASH VARIOLIQUE

(VARIOLOUS RASH DES ANGLAIS)

NOTICE HISTORIQUE ET BIBLIOGRAPHIQUE

SUR LES EXANTHÈMES

Les exanthènes, survenant dans le cours d'une fièvre simple ou éruptive, ont été signalés dès la plus haute antiquité ; mais on y a porté si peu d'attention que leur histoire n'a été commencée que de nos jours et n'a pas encore été complétée. Confondus avec les fièvres éruptives dont ils se rapprochaient le plus par leurs caractères physiques, ce n'est que vers la fin du XIXe siècle qu'on les verra isolés et prenant place dans le cadre nosologique.

Dans les œuvres d'Hippocrate (*Fièvres æstivales*), on trouve signalées des taches rouges survenant vers le sixième ou septième jour de la maladie ; c'est pour le père de la médecine un symptôme critique de peu d'importance.

On en retrouve quelques traces dans le rapport publié par Welsch sur une épidémie de miliaire (*Historia medica novum puerperarum morborum continens*, Leips. disputatio 20 aprilis) ; dans les ouvrages d'Hamilton (*De fevre miliare*, London, 1710) ; de Pierre de Gérike, 1711 ; dans le traité d'Allioni, 1758, et dans le travail de Haen (*Ratio medendi*, tome I et II, 1760).

Gastelier, dans son traité de la fièvre miliaire (*Avis à mes concitoyens*), parle de la miliaire rouge, caractérisée par des vésicules cristallines reposant sur une base rouge. Dans son traité de *la miliaire chez les femmes en couches*, il rapporte des observations de miliaires survenues entre des taches rouges qui l'avaient précédée de quelques jours. Il n'a pas cherché à en faire une étude spéciale, il n'a fait que les signaler «*per transennam*, pour se rendre seulement compte de leur inutilité (p. 119).»

Malgré la briéveté de ses détails, on peut cependant distinguer deux espèces d'éruption : dans sa première observation, «taches rouges auxquelles vinrent se mêler des grains de millet blanc» ; dans la troisième et la sixième des « vésicules cristallines rouges », que nous retrouvons signalées par un grand nombre d'auteurs du XVIIe et du XVIIIe siècle.

Ch. Withe (traduct., 1774), dans son ouvrage : *Avis aux femmes enceintes et en couches*, parle des exanthèmes dans la fièvre miliaire. Le concours de 1778 donna à Goubelli, Brieude, Dupré de l'Isle, Anfauvre, Planchon, l'occasion de faire de bons mémoires sur la fièvre miliaire, qui semble n'avoir jamais été à l'ordre du jour comme à cette époque. En effet, Gastelier, 1784, écrit de nouveau sur la fièvre miliaire épidémique, ainsi que Borsieri, qui s'occupe en même temps des fièvres pétéchiales et de la rougeole qu'il différencie de l'exanthème miliaire.

Vogel, 1785 (*de cognosc. et curand. morb.*), Cullen, 1789, s'occupent de ce sujet. Dans Stoll, P. Franck, à la même époque, il est question de cette éruption qui accompagne la miliaire, mais dont il l'isole.

Lepecq de la Cloture, 1770, parle dans ses observations

sur l'épidémie de Louviers « d'une miliaire mixte » ; malheureusement il ne donne pas d'autres détails (observ. 22, vol. Ier). Il signale, dans la même épidémie, les exanthèmes et pétéchies pourprées et miliaires en discutant leur valeur symptomatique.

Sydenham s'occupa également de ces affections et décrivit « la fièvre érésipélateuse, la fièvre rouge » qu'il sépare de la rougeole ; « cependant cette différence entre les deux affec-« tions est si minime, en regard des autres signes spéciaux « des rougeoles, qu'en réalité ce n'est qu'une variété de « rougeole anormale. » (*Opera*, sect. V, cap. 3, p. 267.)

Hoffmann s'exprime ainsi au sujet des fièvres exanthématiques : « Prodeunt in nonnullis, quarto vel circa septimam-« diem, in dorso potissimum, pectore et brachiis cum vel sine « levamine maculæ, in aliis copiosiores, in aliis pauciores, « coloris varii, vel ut in plerisque purpurei vel lividi fusci, vel « pallidiores rosa, modo latiores, modo minores, in pluri-« mis instar morsus pubicum a quibus tamen dignoscuntur « dum compressu non relinquunt vestigium in medio rubi-« cundum. » On voit ici différentes formes d'exanthèmes parfaitement définies.

Dans sa *Medica Clinica*, p. 115, et dans *Rudimenta pyretologiæ methodicæ*, edit. Ticinensis, p. 165, Stellius fait l'histoire d'une maladie complexe, mais sa description confuse ne peut rien donner de précis.

Tous ces auteurs ont négligé presque complétement l'étude de l'exanthème ; ils n'ont fait que le signaler, comme le dit Gastelier *per transennam.*

Pour trouver des descriptions plus claires, plus nettes et qui nous intéressent particulièrement, à cause du sujet que nous traitons, il faut recourir aux traités de l'inoculation.

C'est dans les écrits d'Hosti, 1755, de Gandoger (*Traité*

de l'inoculation, 1768), de Dimsdale (*Present method of inoculation for the smal-pox*, Edimb. T. VIII, ch. 8, 1790), que nous trouvons l'exanthème parfaitement distincte de l'éruption papuleuse dans les varioles.

Brillouet, dans une longue et vive discussion avec Sutton (*Journal de Médecine*, 1783, t. 61, p. 166; 1784, t. 62, p. 40 et 43), parle d'une rougeole survenue avant l'éruption secondaire chez un de ses inoculés; ce dernier relève son erreur et prétend avec raison qu'il a eu affaire au *rash* signalé par Dimsdale.

C'est surtout à cette époque qu'on trouve les exanthèmes confondus avec des rougeoles, des scarlatines, etc. La théorie favorisait cette erreur puisqu'elle admettait parfaitement la *dégénérescence* d'une fièvre éruptive quelconque en une autre fièvre éruptive, par exemple d'une rougeole ou d'une scarlatine en une variole. Outre cette dégénérescence, on admettait sans aucune discussion l'évolution simultanée chez le même individu de deux fièvres éruptives. Nous verrons dans un chapitre spécial ce qu'il faut penser sur ce point.

Les traités les plus complets, les observations les plus nombreuses sur l'exanthème variolique sont dus aux médecins anglais, qui l'ont désigné sous le nom de *variolous rash*. Il est probable que l'on doit attribuer cette priorité à ce que les inoculations ont été plus nombreuses chez eux (1), ou à ce que cette éruption, par une fréquence plus grande chez eux qu'ailleurs, a attiré davantage l'attention et a pu ainsi être observée plus souvent.

On la trouve signalée dans les mémoires de G. Pearson (*Bibliothèque Britannique*, an VII, série sciences et arts,

(1) Nous verrons, en effet, que le rash est plus fréquent dans les varioles inoculées que dans les varioles naturelles.

t. XIV), de Wendt (*Annales de Klinischen instituts*), de Mortou (*in Medie-transactions*, vol. V, p. 149, 1re série, *Some account of a rash liable to be mistaken for scarlatina*, de Valker (*Inquiry to the smal-pox*).

Les Allemands ont également signalé des faits de ce genre. Philippe de Hagen (*Dissertatio de rubeolis*, Gœtting, 1812). Bateman (*Variola rosacea*), édit 1801, decrit le rash variolique; Desessartz (*Mémoire de l'Institut national*, 1er volume, 1798) en rapporte quelques cas dans ses observations de variole.

L'étude de la matière médicale fit connaître une autre classe d'exanthèmes, les exanthèmes médicamenteux, consécutifs à l'absorption de certains médicaments, ou même à l'ingestion de certains aliments.

Desbois de Rochefort (*Traité de matière médicale*, t. II, p. 27 et 152, édit. 1817) parle de l'influence de l'opium sur la transpiration et les congestions cutanées résultant de l'ingestion de ce médicament.

Dans les *Archives générales de médecine*, 1827, 1re série, t. XIV, on trouve rapporté un cas d'exanthème scarlatiniforme suite d'empoisonnement par le Datura stramonium. *Megs*, *noth american medical and surgical journal.* (Janvier.)

L'année suivante, le docteur Jolly (*Nouvelle bibliothèque médicale*, juillet 1828) signale des éruptions semblables produites par l'ingestion de la belladone.

Dans les mémoires de l'Académie, 1828, Bally signale des cas semblables dans un travail sur les effets thérapeutiques de la morphine. Dans le *Journal de Bordeaux*, 1842, se trouve une relation d'un exanthème consécutif à l'administration de la belladone dans un cas de coqueluche. En 1833, Autenriech (*Heber das Gift den firche*, Tubingen) signale une semblable éruption sous l'influence de certains genres de poisons.

Pour les éruptions hydrargyriques, qu'il nous suffise d'indiquer les observations de Baron, Nonat, Briquet. Dans la *Gazette médicale*, 1832, p. 584, M. Duplay rapporte des observations d'exanthèmes et de roséole survenant pendant la période de réaction dans le choléra. Il joint à son mémoire des observations communiquées par M. Cullerier sur le même symptôme.

Le Dr Latour, dans le *Bulletin thérapeutique*, 1842, s'occupe des varioles à forme typhoïde, et cite des observations, dans lesquelles il avait cru à une fièvre typhoïde à cause des symptômes généraux et de l'apparition de taches rouges sur la base du thorax et sur l'abdomen. L'éruption des pustules varioliques qui survenait quelques jours après celles de l'exanthème, en même temps la cessation de symptômes typhiques lui firent reconnaître son erreur.

Dans le *Journal de Médecine*, 1846, M. Duclos fait une étude des exanthèmes sudoraux et les rattache à deux chefs.

1° Cause vitale, excès d'activité de la peau.

2° Cause physique, plus grande quantité de sels contenus dans la sueur.

Nous retrouvons ces idées dans la clinique de M. Trousseau, sous l'inspiration duquel ce travail fut publié.

Deux thèses, celle du docteur Faivre, 1849, et du docteur A. Moreau, 1854, signalent plusieurs cas d'exanthème variolique, mais le premier de ces auteurs le confond avec la rougeole ou la scarlatine compliquant une variole. Cette erreur était autorisée par l'exemple de M. Rostan, qui publiait dans *la Lancette*, 1847, une observation simultanée de *variole*, *rougeole*, *scarlatine*, *purpura*, qui pour nous n'est qu'une variole anormale, caractérisée par un rash et devenue ensuite hémorrhagique.

En 1858, M. le professeur Sée signale à la Société de médecine des hôpitaux une éruption scarlatiniforme observée dans le croup chez des enfants à l'hôpital. M. Marotte cite pareil cas observé en ville dans d'excellentes conditions nosocamiales.

La même année, M. Charcot lit à la Société de biologie l'observation d'un érythème électrique simulant une scarlatine localisée (*Mémoires de la Société de biologie*, 1858.)

M. Delpech attire de nouveau l'attention sur le rash variolique, dans la *Gazette des Hôpitaux* il en rapporte une observation, et dans une leçon à ce sujet il éloigne toute idée de parenté entre cette éruption et la rougeole.

Vers cette époque, on s'occupe beaucoup des exanthèmes. M. Gueniot, dans un excellent travail sur l'érythème scarlatiniforme des femmes en couches, fait de sa thèse inaugurale (Paris 1860), une véritable monographie, la seule, du reste, qui existe sur cette éruption.

M. d'Almeras, dans sa thèse (Paris 1860), fait une très-bonne étude des éruptions signalées dans les divers états morbides et dans les intoxications. Il classe toutes ces éruptions sous le nom générique d'exanthèmes scarlatiniformes, terme déjà employé par M. Hardy (*leçons sur les maladies de la peau*, 1859)

Dans ce travail, M. d'Almeras a établi l'existence d'un exanthème scarlatiniforme, et il en a fait une histoire parfaitement exacte, mais il a été trop loin, en le regardant comme une entité morbide qui viendrait précéder tantôt la miliaire, tantôt la scarlatine, tantôt la variole, etc.; tandis que, nous espérons l'établir, ce n'est qu'une manifestation de ces diverses maladies.

M. Bazin décrit la roséole æstivale scarlatiniforme de William et l'érythème solaire scarlatiniforme; la même année, un de ses élèves, M. Guérard, publie une thèse sur les exanthèmes médicamenteux pathogéniques. En 1869, M. Isambert soulève, à propos d'une observation de rash variolique, une discussion à laquelle prennent part MM. Chauffard, Labbé, Gubler. (Société de médecine 1869, juillet.) Plusieurs membres de la Société de médecine déclarent qu'ils ont vu un certain nombre de cas analogues, mais ils ne sont pas d'accord sur le pronostic; pour les uns l'apparition du rash est un bon présage, pour les autres c'est un symptôme qui annonce une grande gravité, de sorte qu'il est encore difficile, dans l'état actuel, de se prononcer sur cette question.

M. Guenaud de Mussy publie une observation de variole avec rash apparaissant à une époque que nous pourrions dire anormale, et M. Pauchon, *Mouvement médical*, 1870, rapporte un cas de variole confluente avec rash scarlatiniforme sur les bras et les cuisses.

D'après cet exposé, nous voyons qu'il reste à étudier entre autres rash, celui qui naît sous l'influence de l'intoxication variolique. Quelques observations que nous avons recueillies nous ont engagé à entreprendre ce travail, afin d'apporter notre faible tribut à l'histoire des rash.

Pour faire ce travail, nous avons puisé des documents dans les divers auteurs cités précédemment et dans quelques observations de nos amis, particulièrement dans les notes de M. Quinquaud. Je les remercie vivement, et je prie M. Quinquaud de recevoir ici un témoignage sincère de ma reconnaissance pour les bonnes leçons qu'il m'a données, tant à l'hôpital que dans ses conférences.

Nous ne nous occuperons que des éruptions varioleuses, laissant de côté les érythèmes qui se produisent dans un grand nombre d'autres circonstances.

Nous avons divisé ce travail en cinq chapitres.

Dans le premier, nous ferons une étude générale du rash variolique.

Dans le deuxième, nous en ferons la description générale, nous exposerons ses formes, sa marche, sa durée, sa terminaison.

Le troisième sera consacré à la nosographie.

Dans le quatrième nous parlerons de la valeur du rash dans le pronostic.

Dans le cinquième il sera question de l'incompatibilité des fièvres éruptives, et à ce sujet nous discuterons quelques observations dans lesquelles le rash a été pris pour une autre fièvre éruptive (scarlatine, rougeole).

CHAPITRE PREMIER

De l'exanthème variolique.

L'exanthème varioleux remarqué, puis bien étudié par les auteurs qui ont écrit sur l'inoculation, semble être tellement tombé dans l'oubli vers le commencement de ce siècle, que nous le retrouverons confondu avec les fièvres éruptives, même par des auteurs très-autorisés. Nous devons à cette confusion ces observations d'évolution simultanée de varioles, scarlatines et de rougeole. C'est en étudiant les écrits des inoculateurs, en cherchant dans les discussions qui furent si vives à cette époque, que nous essaierons de faire l'histoire de cet exanthème.

Gandoger (p. 255, *Traité de l'inoculation*, 1755), signale, avec les autres inoculateurs, une fausse éruption de larges taches rouges précédant la véritable éruption de vingt à vingt-quatre heures.

« Les Anglais, dit-il, l'appellent *rash*. Quand on examine « ces taches, elles semblent formées par un amas prodi- « gieux de morsures de puces. Ces taches se dissipent « promptement pour faire place à la véritable éruption. »

Il parle aussi d'une éruption érysipélateuse, mais sur la foi d'autrui, car pour son compte, il ne l'a pas vue. « Dans ce cas, dès les premiers instants de l'éruption secondaire, la surface de la peau se trouve couverte d'une seconde espèce d'éruption. Les premiers observateurs ont été effrayés, parce qu'ils pensaient avoir affaire à une variole accompagnée de pétéchies et de taches livides.

« Dans cette éruption, la fièvre est moins forte ; il y a moins d'inquiétude, moins d'agitation. Les douleurs de tête et de reins sont moins considérables que dans la petite vérole confluente. Il y a enfin moins d'abattement, moins de prostration des forces.

« D'ailleurs, si on examine la peau avec une bonne loupe, on découvre quelques taches dispersées çà et là sur l'éruption érysipélateuse plus grosses et plus rouges que les autres et qui sont de véritables boutons de petite vérole. »

Gandoger, dans ce traité, a traduit Dimsdale, et les lignes précédentes en sont une traduction presque mot à mot.

Dans les observations de Dimsdale, on trouve un cas remarquable en ce que l'éruption survint deux fois chez la même personne.

Observation I. — *Rash apparaissant avant et après l'inoculation.* — Une femme se préparait a l'inoculation lorsqu'elle fut prise de fièvre avec vomissement et d'une éruption érysipélateuse. L'inoculation que je me proposais de lui faire fut retardée de quatre jours, c'est-à-dire jusqu'après la disparition de l'érysipèle.

Le septième jour de l'inoculation, c'est-à-dire quelques jours avant l'éruption générale, les symptômes parurent un peu plus menaçants que d'ordinaire et il survint une seconde éruption érysipélateuse semblable à la première, mais beaucoup plus abondante. « Elle avait l'apparence d'une petite vérole confluente. » Mais les boutons varioliques apparurent seulement le dixième jour distincts et en petit nombre.

L'érysipèle parut moins enflammé ; le tout se termina par une éruption de pustules détachées de bonne espèce... L'épiderme fut universellement renouvelé.

Je citerai encore l'observation suivante d'un rash érysipélateux.

Obs. II. — *Rash érysipelateux.* — Homme de 24 ans, excellente constitution, inoculé le 9 janvier. Les symptômes de la fièvre éruptive apparurent le huitième jour de l'inoculation. Le dixième, « *tumeur vraiment érysipelateuse* sur l'un des bras, depuis le coude à l'épaule. L'autre bras a été attaqué des mêmes accidents, mais moins vivement. »

Le soir, douleur à la région épigastrique et en même temps éruption « d'une espèce d'érysipèle boutonné et de taches pétéchiales de différentes couleurs et grandeurs. »

« Par ce mot d'érysipèle boutonnée, j'entends ici une éruption de petits boutons très-ressemblants à ceux de la petite vérole, lesquels s'élevaient au-dessus de la peau ; les taches pétéchiales étaient entremêlées, mais n'excédaient pas le niveau de cet organe. Quelques-unes de ces dernières étaient aussi petites que des morsures de puces ; d'autres étaient presque de la largeur d'une pièce d'argent de la valeur d'un sou (*a silver penny*). Les unes étaient d'un violet foncé, les autres d'un rouge livide. »

Dès le lendemain la couleur était plus foncée et il se fit une éruption de boutons varioliques.

Dimsdale observa cette efflorescence érysipélateuse non-seulement dans les varioles inoculées, mais aussi dans les varioles naturelles.

Obs. III. — *Rash dans une variole confluente naturelle.* — Une jeune femme, servante d'auberge, fut attaquée de la fièvre avec accompagnement des autres symptômes de la variole. Le lendemain il parut sur la peau quelques taches qui firent soupçonner que ce serait la petite variole. Le troisième jour, il en parut encore d'avantage, mais sans que la malade en fut soulagée. On crut alors que cette maladie étaient une fièvre inflammatoire compliquée d'une efflorescence érysipélateuse. Elle eut une variole confluente qui se termina heureusement. (Dimsdale, obs. XXVI.)

Le rash est décrit non-seulement dans les observations, mais il prend place dans les traités de pathologie, et Sauvages s'exprime ainsi dans *Nosolog. methodic.* (t. Ier, p. 426, édit. 1763), article *Variolæ anomalæ.*

« Cognoscitur 1° ex pustularum majori distantia, minore « numero.

« 2° Cum purpura et pustulis morbillosis accedunt vesi« culæ densæ, inutilissimæ.

« 3° Symptomata febris malignæ adsunt.

« 4° Quandoque pustulæ sunt in brachiis duæ vel tres, « interea dum pectus miliari, aut rubeoloso erysipelato ob« sidetur, vel petechiis, dum vesiculæ miliares per artus « disperguntur et potissimum pectus obsidunt sero pellu« cido plenæ, quæque cutem tantum exasperant. »

En 1775, Lieutaud, qui n'était probablement pas au courant des travaux de ses confrères d'outre-Manche, décrit le rash dans son *Précis de médecine pratique*, p. 375, mais en le confondant avec la rougeole et la variole :

« L'éruption ne se manifeste que vers le quatrième jour par des taches lenticulaires ou des pustules peu relevées, rassemblées en manière de grappes, qui forment sur la peau une aspérité que le tact découvre facilement. On sait que ces pustules ne suppurent point ; qu'elles commencent à se montrer sur le visage ; qu'elles se répandent ensuite sur la poitrine et sur les autres parties, ainsi que la scarlatine et la petite vérole. L'éruption de cette dernière apaise les symptômes, mais ils subsistent ordinairement après celle de la rougeole, qui ne dure que deux ou trois jours ainsi que la scarlatine. »

Voilà bien la marche et la description du rash, sauf une petite irrégularité ; nous ne pensons pas, en effet, qu'il débute ordinairement par la face, nous croyons que ce n'est que très-exceptionnellement ; les faits plaident en notre faveur.

Fouquet, le traducteur de Dimsdale, avait profité des leçons de ce maître, aussi n'hésite-t-il pas à poser son diagnostic dans un cas où le rash fut la seule manifestation de la variole.

Obs. IV. — *Le rash est la seule éruption varioleuse.* — Un jeune enfant qu'il avait inoculé n'eut au bout de six jours, autour de ses plaies, qu'une rougeur ou plutôt une espèce d'efflorescence érysipélateuse entremêlée de petits boutons qui ne suppurèrent pas et se bornèrent à cet endroit.

Comme il ne le croyait pas suffisamment inoculé, il renouvela l'opération, et au bout de sept à huit jours survint une éruption érysipélateuse comme le premier jour, mais qui envahit le visage et dura cinq à six jours. « Il n'est pas permis, ajoute l'auteur, de méconnaître dans ces accidents les effets d'une infection réelle. »

Le grand nombre d'inoculations faites à la fin du XVIIIe siècle, les vives discussions soulevées entre les inoculateurs et les anti-inoculateurs, entre les inoculateurs eux-mêmes au sujet du mode d'inoculation ou de traitement, avaient habitué les médecins à une observation sévère. C'est à ce concours de circonstances que nous devons la connaissance du rash, et il est étonnant de voir, même à cette époque, des erreurs de diagnostic semblables à celle de Brillouet, dont l'observation est rapportée plus loin dans tous ses détails. M. Sutton, son adversaire, lui répond en invoquant Dimsdale et affirme avoir vu plusieurs cas de rash d'une « plus forte espèce, d'une couleur très-purpurine. La durée fut de huit jours, quoiqu'il soit bien rare qu'elle dépasse le deuxième ou le troisième. » Dans ce cas particulier, le malade avait eu une centaine de boutons de petite vérole. Il guérit très-bien.

Cette erreur a été reproduite bien des fois depuis, et, dans la *Gazette des Hôpitaux* 1847, M. Rostan publie sous ce titre : *Éruption simultanée de rougeole, variole, scarlatine et purpura*, l'observation suivante :

Obs. V. — Une homme de 33 ans, marchand de vins, entre à la Clinique de l'Hôtel-Dieu en août 1847; quelques semaines avant son admission, il avait contracté une blénorrhagie pour laquelle le médecin qui le soignait en ville lui fit suivre un traitement mercuriel. Pendant le cours de son traitement, il fut pris d'une éruption de taches rouges sur la peau, éruption qui fit de rapides et notables progrès, et pour laquelle il est venu à l'hôpital. Au moment où M. Rostan le vit pour la première fois, ces taches étaient très-évidentes et manifestement de nature diverse : les unes, sans saillie, au-dessus de la peau, s'effaçaient sous la pression du doigt, pour reparaître aussitôt que cette pression cessait, parmi ces taches, les unes étaient déchiquetées, laissant entre elles des espaces où la peau apparaissait avec sa couleur naturelle ; les autres plus larges, plus foncées, étaient scarlatineuse. Une seconde espèce de taches faisait légèrement saillie au-dessus du niveau de la peau, acuminées, donnant au tégument externe un aspect rugueux, chagriné, confluente dans certains points. L'épiderme était soulevé par une matière liquide et transparente. Enfin, une troisième espèce comprenait des taches rouges, violacées, sans saillie, mais ne disparaissant pas sous la pression du doigt et d'apparence ecchymotique. Il y eut une éruption de variole. »

Rapprochons de cette observation quelques extraits des inoculateurs et nous allons y retrouver, sous le nom de rash, les divers exanthèmes de M. Rostan. G. Pearson, médecin de l'hôpital Saint-Georges, à Londres, s'exprime ainsi dans un Mémoire intitulé : *Observations sur les éruptions semblables à celles de la petite vérole qui surviennent quelquefois dans la vaccine inoculée :* « J'ai vu assez souvent, peut-être une fois sur 20 ou 30, une éruption de gros boutons rouges et durs, mais peu élevés, et qui ne conte naient ni pus ni sérosité : ces boutons, ou pour mieux dir ces taches, n'étaient accompagnées d'aucune incommodit et ne duraient que fort peu de temps. J'ai vu encore un rougeur générale et semblable à celle de la scarlatine, sur venir quelquefois au 14e jour de l'inoculation, mais tou aussi fugitive et sans conséquence. » (*Magasin philosophi que de Londres*, janvier 1800, et *Bibliothèque britannique* série *Sciences et Arts*, t. XIV, 5e année.)

Dans leur *Traité de l'Inoculation*, Valentin et Dezoteux chap. III, p. 238, décrivent une éruption anormale rosacé dans des varioles inoculées qu'ils appellent irrégulières.

« Il survient quelquefois, dans la petite vérole inoculée une éruption rougeâtre ou couleur de rose qui a souven donné de l'inquiétude aux personnes qui n'en étaient pa prévenues et qui l'ont prise, les uns pour la rougeole d'autres pour la scarlatine, quelques-uns pour l'éruptio cramoisie dont parle Huxam (1), la plupart pour la petit vérole confluente.

« C'est une véritable efflorescence purpurine comm érysipélateuse qui se manifeste vers la fin de la fièvre d'in vasion, ou dans les premiers moments de l'éruption géné rale, sur toute la surface du corps ; mais le plus souvent i n'y a que quelques parties qui en soient couvertes. Tantô elles se répandent partiellement et inégalement par pla cards, couleur de rose, autour du tronc, aux fesses, au

(1) Une éruption exanthématique, une efflorescence de couleu cramoisie comme si on eut barbouillé la peau avec du suc d framboise, qui, tantôt d'une nature érysipélateuse, tantôt sou forme de pustules, couvrait presque tout le corps dans l'épidémi de maux de gorge gangréneux de 1752. (HUXAM, *Essai sur les diffé rentes espèces de fièvres*, p. 350.)

bras, aux cuisses; tantôt toute l'habitude du corps est parsemée de petites taches semblables à des morsures de puces, qui s'élèvent au-dessus du niveau de la peau et que l'on sent plus ou moins au toucher. Entre elles on distingue à l'œil çà et là d'autres petites élévations pustuleuses qui sont de véritables boutons de variole.

« Les Anglais nomment cette éruption *rash.* On pourrait l'appeler *éruption rosacée varioleuse*, pour la distinguer d'un autre rash qui arrive particulièrement aux enfants hors le temps de la petite vérole, ou qui précède quelquefois l'épidémie. On l'appelle vulgairement *fièvre rouge,* ce qui la fait confondre avec la scarlatine simple, à laquelle on donne le même nom. L'épiderme se dessèche et tombe dans l'une et l'autre maladie. »

Dans l'observation de M. Rostan n'a-t-on pas les plaques *couleur de rose,* les taches *semblables à des morsures de puces,* la *rougeur scarlatineuse* décrites dans ces auteurs? Quant à ces taches rouges, violacées, d'apparence ecchymotique et ne disparaissant pas sous la pression du doigt, ce sont des taches hémorrhagiques accompagnant la variole hémorrhagique, ou des taches de rash purpurique.

M. Delpech a observé à l'Hôtel-Dieu un cas de rash, et, à ce sujet, il fit une leçon clinique, que nous trouvons dans la *Gazette des Hôpitaux*, 1838, 30 mars. Voici cette observation, résumée le plus brièvement possible :

Obs. VI. — *Rash scarlatiniforme pointillé, localisé.* — Il s'agit d'un malade ayant subi un traitement au kousso, pour le ver solitaire. Pendant les quelques jours qu'il passa à l'hôpital, il était couché près d'un varioleux. Sorti, le 6 février, il fut souffrant jusqu'au 17, jour où il fut obligé de s'aliter avec une peau brûlante, un grand mal de gorge et des douleurs lombaires très-prononcées.

Le 20, pouls à 76, chaleur de la peau augmentée à visage et sur les bras, on observe quelques pustules dissémi nées, contenant une très-petite quantité de sérosité lac tescente.

L'apparition de ces boutons qui appartiennent évidemmer à une varioloïde légère, a lieu 48 heures avant son en trée. Ce qui frappe surtout, c'est l'existence, à la parti supérieure des cuisses, à la région hypogastrique, au nivea du pli de l'aine, d'une éruption particulière qui a précéd l'éruption pustuleuse.

Elle est constituée par de petites taches extra-dermiques sans élevures à la peau, d'une teinte écarlate, formant u pointillé très-fin et très-abondant, ne se réunissant pas e plaques, ne s'effaçant pas sous la pression du doigt. Ces taches de si près qu'on les examine, ne présentent à leur surfac aucune vésicule.

Pas de démangeaisons ; langue ayant une teinte écarlate très prononcée, lisse, comme satinée, sans trace d'enduit; Le len demain la couleur écarlate est remplacée par une couleu sombre comme ardoisée. La gorge est douloureuse, plus roug qu'à l'état normal, mais la muqueuse est libre de tou produit.

Dans ses réflexions, M. Delpech trouve que cette éruptio offre une analogie avec la scarlatine et le purpura, et expos ainsi les raisons qui l'ont forcé à l'en séparer, à la considére comme le *rash* des Anglais :

« La couleur de la langue le jour de l'entrée, sa surfac lisse et comme glacée, offrent une certaine analogie ave l'aspect que présente le même organe dans la scarlatine.

« Le mal de gorge, sans être très-intense, avait cepen dant été assez douloureux pour attirer presque exclusive ment l'attention du malade. On serait donc tenté, a premier abord, de rapporter l'éruption à une scarlatine mais la scarlatine qui s'accompagne de taches cutanée hémorrhagiques ne se développe pas sans un cortége de symptômes beaucoup plus graves. Lorsqu'elle se limite, ce qui est rare, à une petite étendue de la surface de la peau, elle ne présente jamais ce caractère spécial. De plus, si on examine avec soin l'arrière gorge, on constate que l'angine dont se plaint le malade doit être rapportée à la présence de ces pustules varioliques développées sur la muqueuse du pharynx et du voile du palais, pustules dont l'évolution est bien plus rapide que celle des pustules cutanées qu'elles précèdent et annoncent ordinairement.

« Enfin, la couleur rouge ou légèrement ardoisée de la langue, l'aspect glacé de sa surface se rencontrent souvent dans les irritations intestinales, et notre malade était depuis longtemps sous l'influence d'une affection des voies digestives.

« Quant au purpura, il faut remarquer qu'on le trouve très-rarement localisé d'une manière aussi limitée ; il ne disparaît pas avec autant de rapidité que l'éruption qui nous occupe ; il présente rarement ce pointillé que nous remarquons chez notre malade. »

Comme dans plusieurs cas qu'il a pu observer, cette éruption a précédé de 24 heures l'apparition de pustules varioleuses ; au bout de 24 heures, la teinte purpurine était méconnaissable et on ne constatait plus que des taches brunâtres qui disparurent le lendemain. Il en conclut qu'il a eu affaire au *variolous rash.*

Le Dr Faivre, dans sa thèse inaugurale sur *la variole et ses complications* (Paris, 1849), donne deux observations de *rash* méconnu, et nous pensons qu'il n'est pas sans intérêt de les rapporter. Nous donnerons la première dans tous ses détails et nous trouverons un résumé de la seconde à un autre chapitre.

Obs. VII. — *Rash scarlatiniforme localisé.* — Le 16 avril 1847, est entré à l'Hôtel-Dieu de Lyon, salle de la Clinique médicale, le nommé M..., âgé de 19 ans, d'une taille et d'un embonpoint ordinaire, d'un tempérament sanguin, n'ayant pas été vacciné.

La veille au soir, il avait ressenti un frisson qui l'avait surpris au milieu d'une excellente santé; il avait eu froid, avait vomi un peu de bile et s'était mis au lit. Le lendemain de ce frisson, il était entré à l'hôpital, et le 17, au matin, il se présentait à nous dans l'état suivant :

Le 17, céphalalgie extrême avec larmoiement, tête chaude et pesante; douleur sourde dans la région parotidienne le gênant quand il veut ouvrir la bouche; les parotides, palpées avec soin, ne présentent rien de pathologique.

La gorge offre une rougeur peu intense occupant la paroi postérieure du pharynx, les amygdales, le voile du palais et la base de la langue : celle-ci est rouge fraisé à son extrémité; il n'y a pas de toux; la poitrine, examinée avec soin, est saine, l'abdomen ne présente rien d'extraordinaire, sauf quelques vomissements bilieux, rares et peu abondants, et un peu de constipation; sentiment général de lassitude et de courbature; douleurs dans les reins et les genoux; pouls bref, assez fort, donnant 128 pulsations.

Le malade se remue dans son lit; il a un peu d'anxiété.

Le 18, au matin, le malade présente un amendement léger dans les symptômes géneraux; le pouls n'est plus qu'à 105; avec le même caractère que la veille, Le malade a déliré, mais paisiblement, au commencement de la nuit.

Le matin, calme plus grand; la rougeur est intense dans ce moment et présente la couleur vineuse de la scarlatine; le malade a la face un peu congestionnée; la figure, le cou et les bras, ne portent pas la plus petite trace d'une éruption quelconque. Ayant alors relevé la chemise pour lui examiner l'abdomen, on est très-surpris de trouver la région hypogastrique, le pli de l'aine et la partie interne des cuisses de chaque côté, couverts d'une éruption très-bien caractérisée, et qui est jugée, au premier coup-d'œil, pour appartenir à la scarlatine, et particulièrement à cette forme de l'éruption que quelques auteurs ont nommée granitée.

Il y a autour du malade un assez grand nombre de personnes familières avec les faits médicaux; pour *aucune*, le diagnostic ne parait douteux un seul instant. Les taches sont généralement de la grosseur d'une tête d'épingle, beaucoup cependant sont plus petites, mais il n'y en a pas de plus grosses; leur forme n'est pas régulière, la plupart présentent des angles plus ou moins sensibles, toutes sont d'un rouge vineux, bien différent de celui de la rougeole ou de la variole.

A mesure qu'on s'approche de la circonférence au centre, les taches se serrent tellement qu'elles ne constituent plus qu'une large plaque rouge faite avec du jus de framboise; à mesure qu'on s'approche au contraire du centre à la circonférence des lieux envahis, les taches sont de plus en plus petites, discrète et pâles; pas une de ces taches ne présente, au moment où nous écrivons ceci, la papule caractéristique qui annonce le commencement de l'éruption variolique, et que le bout de l'index découvre avec tant de certitude. Comme le diagnostic ne présente aucun doute, et que les phénomènes généraux, malgré l'anomalie du siége de l'éruption, ne présentent en définitive rien d'alarmant, comme du reste on attend de la terminaison de l'éruption une sédation complète; on s'en tient à l'expectation.

Le 18, au soir, n'étant pas interne de la salle, je ne vois pas le malade, mais je me trouve à la visite du matin, le lendemain 19 avril. Le malade a déliré pendant toute la nuit, comme la précédente, mais le délire a été plus violent; sa respiration a été plus haute, plus irrégulière. L'interne de garde appelé, trouvant le pouls très-élevé, très-précipité a fait une saignée de 300 grammes qui a été suivie de calme.

A la visite du 19, le malade est couché à la renverse, dans la prostration des individus sanguins et pléthoriques atteints de fièvres graves; le pouls à 130 environ. L'angine a disparu.

Le ventre examiné avec soin est couvert, dans les points où nous avons vu hier l'éruption scarlatineuse, de petites élevures rosées, que le doigt découvre facilement, mais que l'œil ne voit qu'avec peine. Parmi ces élevures, les unes sont rosées, pour ainsi dire, au milieu des taches de la veille, les autres se trouvent entre deux et en diffèrent par leur aspect rosé. Le plus grand nombre de taches scarlatineuses n'est pas encore occupé par les élevures, mais elles ont pâli légèrement.

On parle d'une variole, mais le fait paraît si extraordinaire qu'on attend au lendemain pour voir se confirmer le diagnostic.

Le soir du 19, les taches de la scarlatine disparaissent évidemment, les papules deviennent de plus en plus caractéristiques et prennent l'aspect varioleux.

L'état général est celui qui se rencontre dans la période d'éruption des varioles graves.

Le 20 avril, l'éruption varioliques, déjà vésiculeuse sur le ventre, envahit le tronc et les membres, en se propageant par les petites papules roses, sensibles au doigt, que j'ai dit être caractéristiques de la variole, et qui ne ressemblent point aux taches scarlatineuses dont nous avons parlé plus haut. Celles-ci, du reste, ont déjà tellement pâli qu'on les aperçoit moins facilement que les boutons varioleux, tandis que la veille c'était le contraire; elles ne sont pas du tout couvertes par ceux-ci, nous avons dit qu'on les voit les uns à côté des autres.

Le 21, la variole est complète, il n'y a plus de trace de scarlatine.

Le 22, la maladie suit sa marche habituelle; sept jours après l'éruption, se manifeste la fièvre de suppuration.

La guérison fut lente; il n'y eut pas de desquamation.

En résumé, pouls élevé, peau chaude, angine fugace, pas de traces de pseudo-membranes ou de concrétions dans la gorge, éruption durant trois jours et disparaissant à l'arrivée des pustules, voilà bien le tableau d'une variole accompagnée de rash.

Nous nous expliquons difficilement cette erreur de diagnostic chez des médecins aussi instruits et expérimentés que ceux que possèdent les établissements hospitaliers de Lyon.

Boyer, dans son *Traité des maladies de la peau*, chap. *Roséole rubéolique*, n'avait-il pas très-bien décrit (en traduisant un peu Bateman) cette éruption : « ..... On aperçoit d'abord l'exanthème sur les bras, la poitrine et la face, et, le jour suivant, il s'étend sur le tronc et les extrémités. Les taches longues, irrégulières ou diffuses laissent entre elles de nombreux intervalles. Plus rarement, cette roséole est caractérisée par une rougeur presque générale et légèrement proéminente sur quelques points. Elle dure environ trois jours ; le second ou le troisième, les pustules varioliques peuvent être reconnues au milieu de la rougeur roséolique par leur dureté, etc..... »

Le plus souvent, c'est par la région inguinale que débute le rash. Bateman n'a vu ou ne signale qu'une variété de rash.

Pour bien nous habituer à cet exanthème, nous familiariser avec ses diverses formes, nous allons maintenant rapporter quelques observations où ses caractères sont bien tranchés. On pourra nous accuser d'être prolixe, mais, comme le dit M. d'Alméras dans son *Étude sur les exanthèmes scarlatiniformes,* « il nous faut des faits, » et la vieille devise est toujours vraie : *Ars tota medica in observationibus.*

Obs. VIII. (Mémoire de M. Legendre.) — *Vaccination quelques heures après l'entrée à l'hôpital, trois jours après le développement simultané de la vaccine de la varicelle et de la scarlatine.* — Au n° 4 de la salle Saint-Thomas, à l'Hôpital des Enfants-Malades, est couché, le 27 novembre 1841, le nommé D....., âgé de deux ans et demi, enfant robuste, et jouissant d'une bonne santé.

Il est seulement sujet à des attaques d'éclampsie, pour lesquelles ses parents l'amènent à l'hôpital.

Quelques heures après être entré, on le vaccine par trois piqûres à chaque bras.

Le 29 et le 30 novembre, on remarque que cet enfant, qui

était vif et très-gai, devient grognon, maussade, il continue à manger de bon appétit ; il ne tousse ni n'éternue.

Le 1er décembre, on constate à chaque bras l'existence de trois boutons de vaccine, déprimés au centre, transparents et faisant relief à la circonférence ; offrant, en un mot, les caractères d'une bonne vaccine. En outre, la peau du tronc est le siége d'une rougeur scarlatineuse assez vive, elle est parsemée, ainsi que les cuisses, de soulèvement de globules de l'épiderme, distendus par une sérosité citrine. Ces vésicules, qui varient pour la grosseur entre le volume d'un grain de millet et celui d'un petit pois, ne présentent ni ombilication centrale, ni aréole rouge à leur circonférence ; elles offrent, en un mot, les caractères nettement tranchés de la varicelle.

Malgré le développement simultané de ces trois éruptions, l'enfant a recouvré sa gaieté ; la langue est humide, l'appétit conservé ; peau sans grande chaleur ; pouls à 113, peu développé.

Le 2, pouls à 120, plus développé que la veille ; peau plus chaude, présentant un pointillé rouge presque général, qui donne à la peau une teinte écarlate ; l'éruption vaccinale continue à se développer et la varicelle conserve les mêmes caractères.

Le 4, pouls à 104 ; peau assez chaude et encore rouge ; la vaccine marche bien, l'éruption de varicelle est en partie desséchée ; mais, à côté de ces vésicules desséchées, on en voit d'autres qui commencent à se développer ; de plus, vers la partie supérieure du dos on remarque quelques vésicules plus larges et ombiliquées, ressemblant beaucoup à des pustules de varioloïde non encore en suppuration.

Le 8, l'enfant va bien, il est sans fièvre ; depuis qu'il est à l'hôpital il n'a pas eu la plus légère attaque d'éclampsie ; depuis deux jours la rougeur scarlatineuse a disparu, mais la langue est encore lisse et d'un rouge vif. Les éruptions de vaccine, de varicelle, et les quelques vésicules ombiliquées, ressemblant à des pustules de varioloïde, sont en voie de dessication.

Obs. IX. — *Rash* (rubeolique) *dans une variole discrète.* — Femme de 24 ans, habituellement très-bien portante, s'étant, dans la dernière quinzaine d'avril 1847, exposée à la contagion variolique.

4 mai, malaise, toux légère, larmoiement, langue saburrale, nausées; la malade mouche le sang. Rachialgie, courbature, fièvre.

Le 7, dans l'après-midi, une teinte rouge très-prononcée se manifeste à l'abdomen dans toute sa hauteur. Le tiers inférieur de la région abdominale, ainsi que le haut des cuisses offre, en outre, une éruption de petits boutons rouges, et d'autant plus rapprochés les uns des autres, qu'on les considére plus près de la limite inférieure, c'est-à-dire un peu au-dessous du pli de l'aine.

Cette teinte rouge qui couvre toute la région abdominale se retrouve à la face, au cou, au bras et un peu à l'avant, mais moins foncée et avec l'apparence de bandes larges et sans détermination franche.

Le 8, langue blanche et piquetée de rouge. La teinte de l'abdomen est écarlate; les boutons rouges, petits, que nous avons signalés la veille, paraissent au cou, aux bras, aux genoux, dans le sens de l'extension. Le fonds sur lequel ils se détachent est moins rouge que celui qui l'avoisine. Les petits boutons sont nombreux, aigus, ou si l'on veut, saillants, avec une base étroite. La partie moyenne et supérieure de la région abdominale en est exempte, et c'est elle qui offre la teinte écarlate la plus prononcée; le reste de la peau conserve une couleur normale.

Dans les trois jours qui suivent, on voit la teinte rouge pâlir et devenir grise; les boutons se remplissent d'abord de liquide, puis se sèchent et sont remplacés par d'autres qui disparaissent aussi rapidement.

En même temps que ces changements se manifestent sur les parties du tégument indiquées, d'autres boutons espacés, plus gros, appararaissent sur les autres points du corps, plus larges par leur base; ils se développent et prennent les caractères des boutons de petite vérole.

11 mai, diminution de la fièvre. A ce moment, toutes les parties qui ont été le siége d'une rougeur prononcée et d'une

éruption de boutons à base étroite, ont repris le caractère de la peau à l'état normal, en conservant toutefois une teinte grise. La limite très-bien tranchée et très-nette, surtout en haut des cuisses, est encore visible, et tout ce qui est au-delà de cette limite offre une éruption discrète de boutons de petite vérole; aucun bouton de la petite vérole ne se voit dans les points où existait l'éruption scarlatiniforme.

Variole discrète, sortie le 29 mars. Moreau (thèse, Paris, 1854). Obs. I.

Obs. X. — *Rash rubéolique avec varicelle.* — Jeune fille de 16 ans, non réglée, habitant Charonne depuis 4 mois.

Le samedi, 5 juin 1847, elle se livrait au jardin à ses travaux ordinaires.

Le 6, maux de reins, de gorge, élancements douloureux dans l'oreille, céphalalgie, fièvre. Elle dîne légèrement, se couche, et ne peut dormir; elle éprouve des frissons et par moments une forte chaleur, et voit se former sur ses bras de grosses gouttes de sueur.

La nuit suivante, les maux de reins et de gorge diminuent; la langue est blanche au centre, rouge à la circonférence; elle éprouve des vomissements bilieux. La fièvre est modérée, le facies normal.....

Le 8, apparaît sur la poitrine, au-dessous des seins, une éruption formée de petits points nombreux, peu élevés, inégaux en grandeur et en rougeur, sans disposition régulière, sans élévation de l'épiderme; ces rougeurs se rapprochent, se confondent, et donnent à tout l'abdomen une teinte uniformément rouge, teinte qui se continue aux cuisses, dans le quart supérieur et interne, et se termine brusquement. On rencontre au bras droit quelques saillies de même apparence, et aux deux coudes une teinte rouge.

La malade ne ressent aucune douleur dans les points qui sont le siége de l'éruption, et elle ne s'aperçoit même de sa présence que sur mon indication.

La nuit suivante, la fièvre diminue; la céphalalgie, l'insomnie, se dissipent.

Le 9, la teinte rouge a fait un peu de progrès sur les cuisses, le bras droit.

Le bras droit, au lieu de rougeurs disséminées et pâles, offre une rougeur continue dans le tiers supérieur de la face interne, rougeur d'une teinte écarlate, comme celle de la région sous-mammaire; sur l'épaule, on trouve deux points rouges isolés, deux autres à la partie postérieure du cou, et quelques teintes rouges disséminées et peu apparentes sur le dos.

10 juin, état général très-satisfaisant. Toutes les teintes rouges qui ont été signalées hier ont disparu; on trouve seulement une teinte affaiblie au tiers supérieur des cuisses; l'abdomen offre une teinte brune, la région thoracique est presque normale.

Le 11, mal de gorge assez vif; rougeur dans l'endroit malade. Varicelle. Guérison 25 juin. Moreau *loc. cit.*obs. II.

Obs. XI. — *Rash scarlatiniforme localisé avec pointillé très-marqué.* — Femme de 24 ans, s'étant exposée à la contagion. le 2 octobre 1847.

Le 6, commencement des symptômes.

Le 10, elle remarque une rougeur vive à la région abdominale, qui est le siége d'une démangeaison très-intense, ainsi que les épaules.

Le 11, apparition de petits boutons uniques au ventre et aux poignets; point de démangeaison. La rougeur de l'abdomen a une teinte écarlate, elle s'arrête brusquement et sans saillie à un pouce au-dessous de l'aine; en arrière, elle est interrompue de chaque côté de la colonne vertébrale, par deux espaces en forme de bandes verticales conservant la couleur normale.

Le 12, quelques pustules à la voûte palatine, au cou et à la face.

La teinte rouge passe au brun, perd son éclat, et est encore très-apparente le matin; le soir, elle est très-affaiblie.

On rencontre, au poignet et à la figure, quelques plaques rouges parsemées d'élévation fines, à peine visibles, et un peu sensibles au toucher, lorsqu'on passe légèrement le doigt sur la peau; au ventre, c'est un pointillé rouge et fin sans saillie.

Le 16, développement des boutons, début d'une conjonctivite.

Les points du corps où se voyait la coloration rouge on maintenant une teinte brune; ils n'offrent aucune pustule mais, immédiatement après la limite qui sépare l'éruption première du reste de la surface cutanée, commencent les pustules de variole.

Variole légère. Guérison. Moreau, *loc. cit.* Obs. III.

Chez une autre malade la peau offrit une rougeur diffuse qui prit plus d'intensité dans la journée, et le lendemain soi commença à pâlir. Cette rougeur offrit le premier jour, un teinte uniforme, couvrant les cuisses, les bras, le dos; ell manquait sur la région abdominale.

Le lendemain on remarquait, sur un fond uniforme, de taches sans saillie, arrondies, assez régulièrement espacées ressemblant aux taches de la rougeole, sans offrir cependan ces échancrures qui leur donnent l'apparence de croissant plus ou moins réguliers. Variole très-discrète.

Nous ferons remarquer que tous ces rash survenus che les femmes ont affecté la forme rubéolique et que, dans l premier cas on a eu de véritables pustules miliaires.

Plusieurs faits signalés dans les inoculateurs nous montrent de véritables miliaires survenant pendant la variole au point qu'on pourrait se demander si cette éruption n vient pas sous l'influence de l'intoxication variolique. Dan les discussions sur le traitement de la variole, les médecin à *traitements incendiaires* furent accusés, par cette thérapeutique et le soin qu'ils recommandaient de tenir les malades dans des locaux très-chauffés, de provoquer cette éruption. La contre-épreuve fut faite par les contradicteurs et l miliaire survint chez des malades soumis au traitement réfrigérant et tenus dans un milieu de températur moyenne.

Nous n'avons pas la prétention de résoudre cette quesion, nous nous contentons de la signaler, et laissant à des iommes plus compétents que nous, sur les questions de pahologie générale, le soin de se prononcer.

Nous donnerons seulement quelques observations qui ious ont frappé, chemin faisant, et qui semblent plaider en aveur de l'affirmation.

Gondoger, *loc. cit.*, cite ces faits qu'il a observés luinême dans sa pratique.

Obs. XII. — Inoculation le 10. Le 22, seconde éruption (la première n'est pas signalée), traitée de fièvre miliaire ou pourprée, caractérisée par une quantité de petits grains d'un rouge violet près-à-près. Engorgement des ganglions du cou. La variole pendant ce temps suivait son cours.

Obs. XIII. — Inoculation le 10. Le 12, petites marques rouges passagères sur le visage. Le mardi 15, quelques boutons qui furent plus nombreux le 16. Le 20, la fièvre et le malaise augmentaient; la gorge se prit ainsi que les amygdales. Le 21 les symptômes s'accroissent, la langue, la bouche, la gorge furent tapissés de plâtre blanc et les boutons rouges augmentent ainsi que le 23. Le 24, l'assoupissement augmente ainsi que les inquiétudes, mais la rougeole disparut.

Caillot (1765), chirurgien de Moubauzon, parle d'inoculés qui ont eu une éruption miliaire avec adénites du cou, mais sans autres détails.

Atlhalen (Lettre à l'Académie de Dijon 1765) relate des faits qui ont une grande resssemblance avec ces derniers, mais il a été un peu trop sobre de détails comme le lecteur pourra le juger.

« Après une inoculation, la variole apparaît le septième jour; mais cinq jours après, fièvre violente avec scarlatine miliaire qui dura deux jours, amygdalites adénite du cou.

Dans un autre cas, apparition de la scarlatine miliaire quatre jours avant la variole. Adénites du cou.

Dans les traités de l'inoculation et les mémoires sur les épidémies de la fin du siècle dernier, il est très-souvent question de la miliaire et on y trouverait facilement les éléments nécessaires pour traiter cette question.

M. Guéniot dans sa thèse, 1862 (Paris, p. 61), nous dit que son collègue et ami Lefeuvre lui raconte avoir vu à l'Hôtel-Dieu des faits de ce genre. Vingt-quatre heures ou trente-six heures avant l'apparition d'une éruption variolique chez des femmes récemment accouchées, il se produisit en divers points du corps une éruption miliaire abondante, qui n'eut qu'une durée passagère.

Dessessartz rapporte que le millet peut survenir pendant le gonflement des boutons ou même après, au milieu de la suppuration. Il ajoute que pendant l'éruption miliaire, la nature semblait oublier la petite vérole qui était comme suspendue à quelque époque que survint le millet. Sa fille en fut atteinte au sixième jour de la variole, ce qui lui causa une chaleur fébrile, et une oppression alarmante. A peine les élevures de miliaire (qui dura quatre jours et demi) furent-elles fanées et séchées que le gonflement des boutons varioleux qui avait été suspendu reprit et continua régulièrement. (*Journal de médecine*, t. 49, p. 533, an 1778.)

Nous ne nous arrêterons pas plus longtemps sur cette considération et nous allons continuer l'étude de notre rash en donnant un résumé de deux observations publiées par M. Alméras dans son excellente thèse sur les exanthèmes scarlatiniforme.

OBS. XIV. — *Rash accompagnant une varioloïde.* — Jeune fille de 22 ans, très-bonne constitution, très-bonne santé.

Le 9 mai, fièvre, malaise, courbature légère jusqu'au 13.

Le 13, P. 112, certains points de la surface cutanée présentent une coloration rouge foncé, sans piqueté. Cette rougeur est diffuse sur la partie antérieure du thorax, rassemblée en plaques sur la face interne et externe des avant-bras. Le reste du corps net de tout, même de sudamina et de miliaire. Faibles démangeaisons aux points occupés par l'éruption.

Aucune pseudo-membrane, aucune concrétion dans la gorge.

Le 14, P. 92, même rougeur disséminée sur la face antérieure du thorax; rougeur vive par plaques sur la face interne et externe des avant-bras, ressemblant à celle de la scarlatine, moins le piqueté; sensation de démangeaison intense aux points occupés par la rougeur; le malade se gratte jusqu'au sang.

La face interne des bras présente de petits points noirs formés par du sang concrété et parfaitement identique aux papules de prurigo. Pas de traces de prurigo ni de gale.

Le 15. P. à 76, apparition des pustules varioleuses et à partir de ce moment l'érythème pâlit et disparaît le 23, sans laisser aucune desquamation.

La malade fut prise d'un érysipèle du cuir chevelu et d'une phlegmasia albadolens qui mirent ses jours en danger.

Obs. XV. — *Rash accompagnant une varioloïde et persistant plus longtemps que l'éruption varioleuse. Pas ds mal de gorge ni de miliaire, ni de sudamina, ni de desquamation.* — Femme de 23 ans, bien constituée et toujours très-bien portante. Elle s'est exposée à la contagion varioleuse depuis le 25 février.

Le 4 mars, prodromes de la variole.

Le 7, elle a remarqué de la rougeur en certains points de la peau.

Le 9, à la visite on constate l'état suivant : P. 88, ni toux, ni larmoiement, ni expectoration, ni épistaxis. La peau de la face interne et externe des avant-bras et des cuisses présente une rougeur sombre et diffuse, sans le piqueté de la scarlatine, et non semblable aux taches de la rougeole. Sur le reste de la peau, coloration normale.

Le rougeur disparaît sous la pression du doigt et ne reparaît que très-lentement.

Absence de sudamina et de vésicules miliaires. Petite pustule ombiliquée sur la pointe de la langue, rien à signaler à l'arrière-bouche. Une pustule varioleuse à la lèvre supérieure et deux sur le front.

Le 10, rougeur de la peau, moins intense sur l'avant-bras gauche ; sur les cuisses, elle est moins foncée, moins étendue. Le piqueté à disparu. Rien dans les urines.

Le 11, pouls à 60. Peau à chaleur normale; rougeur très-modérée à la face interne et externe des avant-bras et des cuisses, sans piqueté ni desquamation ; pas de traces de miliaire ou de sudamina. Rien dans les urines.

Le 12, p. 60 à 64. Toujours un peu de rougeur pâle et fugace aux avant-bras et aux cuisses. Langue nette sans rougeur spéciale. Les pustules sont presque toutes sèches.

Le 13, p. 60. Les fonctions circulatoires ont leur jeu régulier. Chaleur normale; pas do toux ni d'expectoration ; pharynx sain. La peau des avant-bras présente encore, en certains points, une légère teinte érythémateuse, sans piqueté ;la rougeur de la peau des cuisses, assez pâle hier, mais encore bien visible cependant, a complétement disparu; elle n'a laissé aucune trace de desquamation. A la face interne des genoux, il existe de chaque côté deux taches rougeâtres à coloration rosechine, très-légèrement saillante au-dessus du niveau de la peau. En rapprochant les deux genoux l'un de l'autre, on voit que ces taches ne correspondent pas : la tache du genou gauche est située plus haut que celle du genou droit ; leur grand diamètre, dirigé suivant l'axe des membres, à 3 centimètres d'étendue ; le petit diamètre transversal, a environ 2 centimètres.

La pression du doigt les fait disparaître momentanément ; elles sont le siége d'une légère démangeaison. Ces plaques ressemblent tout à fait à celles des érythèmes papuleux, dont nous avons actuellement plusieurs cas dans le service ; elles ne sont pas accompagnées de douleurs. Les pustules sont toutes sèches. Absence d'albumine dans les urines.

Le 14, plus de trace de rougeur aux cuisses ni des plaques

d'érythème papuleux des genoux, pas de desquamation. Les pustules de varioloïde sont remplacées par de petites croûtes qui tombent. — Sortie guérie le 17.

Ce cas est remarquable par la persistance de l'érythème et par l'apparition de nouvelles plaques entre les genoux pendant la période de dessiccation de la variole. Cependant, ni les symptômes généraux, ni l'examen de l'arrière-bouche, ni celle des urines n'a pu faire penser un instant à la scarlatine ou à la rougeole.

Le rash ne paraît pas seulement dans les cas bénins ou heureux comme ceux que nous avons rapportés jusqu'ici. Voici deux observations dans lesquelles il apparaît chez des varioleuses enceintes et est suivi de varioles hémorrhagiques terminées par la mort.

La première de ces observations est empruntée à M. Isambert (*Société médicale des hôpitaux*, 10 juin 1869); nous devons les matériaux de la seconde aux notes de notre ami M. Quinquand.

Obs. XVI. — *Rash avec variole devenue hémorrhagique, grossesse de cinq mois. Avortement, mort.* — Madame M....., âgée de 35 ans, très-désireuse d'être mère, avait déjà souffert deux fois de pertes utérines qu'elle rapportait à des fausses couches survenues dans les premières semaines de la grosesse, Au mois de janvier dernier, cette dame devint enceinte de nouveau. M. Isambert prescrivit les plus grandes précautions.

Le 3 mai 1869, madame M..... fut prise de fièvre, de courbature, d'un lumbago intense et de céphalalgie. Elle se croit menacée d'une fausse couche causée par des fatigues. M. Isambert, appelé le lendemain, constate que le pouls est à 108, la chaleur modérée, la langue saburrale. Aucune manifestation localisée dans la poitrine, l'abdomen ou le système nerveux. Repos absolu; lavement laxatif, 0,50 de sulfate de quinine.

Le 5, même état, 108 pulsations; chaleur modérée, céphalalgie très-intense et persistante, langue et sclératiques jaunâtres. Calomel (0,50) à doses fractionnées; sinapismes aux mollets, en observant les précautions que nécessitait l'état de grossesse.

Le 6, la céphalalgie a disparu; le calomel a produit plusieurs selles bilieuses et un peu de salivation; la douleur lombaire prédomine (0,25 de calomel à dose fractionnée et associé à du chlorate de potasse; onctions sur les lombes avec huile de camomille camphrée).

Ce 7 (cinquième jour de l'invasion), apparition d'une éruption rouge framboisée, scarlatiniforme, sans piquete, disposée en ceinture autour du pubis, aux cuisses, à la partie supérieure des cuisses et jusqu'à la vulve, qui est le siége d'une cuisson pénible. Pouls à 108, chaleur modérée, céphalalgie moindre; lumbago persistant, langue saburrale; cessation de la salivation et des selles causées par le calomel. M. Isambert cherche à rassurer la malade préoccupée d'une fausse couche imminente et suspend toute médication active.

Le lendemain, 8 mai (sixième jour), l'hésitation n'est plus possible, la surface rouge du bas ventre est chagrinée, papuleuse, la fièvre est la même, les douleurs lombaires sont plus intenses. C'est alors que M. Isambert, faisant part au mari de l'existence possible d'une petite vérole, apprend de lui que sa femme est allée récemment, et plusieurs fois, voir son frère qui était atteint de variole.

D'ailleurs, les varioles sont en ce moment nombreuses, dans le quartier et dans la maison même de la malade; une dame en est morte quinze jours auparavant.

Dans ces circonstances le pronostic était sérieux, la malade étant enceinte. Cependant la fièvre était modérée, et ordinairement la variole rash est bénigne. D'ailleurs, madame M.... a été vaccinée et revaccinée il y a dix ans.

Le soir, la chaleur fébrile était augmentée; des papules rouges, acuminées, se montrèrent à la face, au cou, à la région dorsale, aux membres supérieurs, et enfin aux membres inférieurs. Le lumbago est encore intense (lavement avec laudanum, 20 gouttes, potion : acétate d'ammoniaque 4 gr.).

Le 9 mai, au matin, l'avortement se produit; le fœtus est âgé de quatre à cinq mois, le placenta est entier. L'hémorrhagie a été très-peu abondante. L'état général n'est pas mauvais, mais l'éruption n'a pas progressé depuis la veille. L'acétate d'ammoniaque est remplacé par 15 gouttes de perchlorure de fer.

A neuf heures du soir, l'état était grave, la journée a été mauvaise. Le docteur Siry a été appelé pour pratiquer le cathétérisme, la malade étant dans l'impossibilité d'uriner; il est sorti un flot d'urine rouge foncé, lie de vin, avec dépôt sédimenteux ressemblant à du marc de café. Ce liquide est fortement albumineux. Les gencives sont en sang; la langue couverte de fuliginosité, l'haleine fétide. Des taches purpurines se sont montrées au cou, à la poitrine et sur les flancs. L'éruption rash s'est foncée en couleur. Les pustules varioliques ne se développent pas. Le pouls est petit à 130, 140; l'intelligence s'obscurcit. État de rêvasserie continuel (perchlorure de fer et eau de-vie).

Le 10 mai (dixième jour de la maladie), la malade est *in extremis* : pouls incomptable, tendance au refroidissement, aplatissement des papules, ecchymoses sur le cou, sur le bras; la peau du pubis et de l'aine, siége primitif de l'éruption est d'un noir foncé; mort.

En résumé : période d'incubation incertaine, avortement à cinq mois, prodromes d'une variole bénigne : fièvre peu intense, date tardive de l'éruption, le rash ne s'étant montré que le cinquième jour et les papules le sixième. Malgré deux vaccinations, et le rash que M. Isambert considère comme un symptôme de bonne augure, la variole devient hémorrhagique. Doit-on accuser la malignité de l'épidémie actuelle? Doit-on s'en prendre à la grossesse, aux prédispositions aux fausses couches et aux hémorrhagies qui avaient déjà affligé la malade? Pour nous, nous pensons qu'il faut attribuer cette issue funeste à *la malignité de l'épidémie* et à l'état de la malade.

Nous allons terminer cette série d'observations par quatre plus récentes, recueillies pendant l'épidémie actuelle et que nous devons à M. Terrier, interne à l'Hôtel-Dieu, à notre ami Beugnion et à l'obligeance de M. Huchard, interne des hôpitaux. La première a été prise sur un malade de la ville, les autres à l'hôpital Lariboisière, services de MM. Desnos et Ollivier.

Obs. XVII, communiquée par M. Terrier. — *Rash scarlatiniforme. Variole confluente. Mort.* — Mlle B... âgée de 23 ans n'a jamais été malade, n'a pas été revaccinée.

Le jeudi, 14 avril, elle tombe malade et offre, dès le lendemain, les symptômes d'une variole au début : céphalalgie, rachialgie, vomissements répétés, fièvre intense, constipation...

Le samedi, 16, apparition d'un rash scarlatiniforme aux deux régions inguino-crurales. Le médecin fort instruit qui soignait la malade annonça une variole grave et confluente.

Le dimanche, 27, au soir, je vis la jeune malade : les vomissements persistaient; la fièvre était assez forte, un peu de délire, tranquille dans la soirée; l'éruption commençait, elle était extrêmement confluente, surtout aux membres et à la face. Le rash offrait une coloration d'un rouge très-intense, il présentait çà et là quelques taches produites évidemment par des hémorrhagies des vaisseaux superficiels du derme.

Le lundi, 18, au matin, je fus appelé comme médecin auprès de Mlle B... L'éruption, quoique lente à se produire, semblait marcher assez régulièrement, le rash scarlatiniforme n'offrait pas de modification notable.

Cependant les taches produites par les suffusions sanguines paraissaient plus nombreuses. Céphalalgie persistante, respiration un peu pénible, 30 par minute. Pouls à 130. Chaleur intense de la peau, pas de sueurs. Subdelirium presque continuel, dont on peut cependant tirer la malade en l'interrogeant.

Tisanes acidulées, bouillon, potion avec extrait de quinquina.

Le soir, à 7, heures, phénomènes morbides plus accusés, délire plus intense, peau chaude et sèche, pouls à 120. Epistaxis légère dans la journée. Ecoulement sanguin par la vulve, mais très-passager (c'était, dit-on, l'époque de ses règles). L'éruption est un peu mieux marquée, quoique se faisant avec peine, le rash n'est pas modifié.

Le mardi, 19, au matin, aggravation de l'état général : délire toute la nuit, oppression, toux légère, 40 respirations par minute. Rien dans la poitrine à l'auscultation ; peau brûlante et sèche, 120 pulsations. L'éruption se fait mal, le rash me paraît offrir une coloration moins intense, un grand nombre de pustules de variole tendent à se développer aux endroits qu'il occupe.

Le soir, à sept heures, la malade paraît mieux : les pustules semblent se former, quelques-unes même sont déjà ombiliquées et offrent à leur périphérie un cercle inflammatoire assez net. Cette modification dans la marche de l'éruption coïncide avec l'apparition de sueurs profuses depuis quelques heures. Le pouls est toujours à 120 ; le délire paraît plus calme ; l'éruption scarlatiniforme, couverte de pustules, en voie de développement, a entièrement changé d'aspect.

Le mercredi, 20, au matin, état général fort grave : dyspnée très-intense. L'éruption et surtout le gonflement du derme ont diminué ; entre les pustules des membres supérieurs se montrent des taches de purpura. Il n'y a pas d'hémorrhagie dans les pustules. Pouls à 130.

Délire violent, strabisme, pupilles très-dilatées, rétention d'urine et constipation. La malade peut à peine boire. Langue sèche et noire. La température cutanée paraît très élevée, au moins au toucher.

Le soir, à sept heures, aggravation de l'état général : pustules flétries ; diarrhée survenue dans la journée ; la malade a uriné sous elle.

On promène sur tout le corps une éponge trempée dans l'eau fraîche vinaigrée.

A neuf heures, l'éruption paraît un peu plus accusée et le gonflement de la face semble un peu revenu. Délire toujours intense, seconde lotion à l'eau vinaigrée, une troisième est faite à minuit.

Le jeudi, 21, à neuf heures du matin, la malade est à l'agonie. Mort à midi.

Obs. XVIII. — *Rash morbilliforme très-étendu. — Péricardite.* — Marie Blanchard, couturière, 18 ans, entrée le 25 janvier 1870 à l'hôpital Lariboisière, salle Sainte-Marthe, n° 11, service de M. Desnos.

Jamais de rhumatisme. Pas de chorée. Pas de scarlatine ni de fièvre typhoïde, ni accouchement, ni fausse couche. Elle a été, vers le mois de septembre 1869, dans le service de M. Woillez, pour un ictère qui datait de huit jours, sans cause connue. Au moment de son entrée elle avait un point de côté siégeant au-dessous du sein gauche et qui a duré quatre jours. Ventouses sèches au niveau du point douloureux. — Pilules de fer; vin de quinquina.

Réglée à 14 ans, mais toujours mal : menstrues très-irrégulières, peu abondantes. Epistaxis revenant assez régulièrement chaque mois, à la période menstruelle. Jamais ni hémoptysie, ni pleurésie, ni pneumonie. Pas de palpitations.

25 janvier. Température axillaire, 46°, 6 — presque pas de symptômes généraux; rougeur diffuse de tout le corps. Diagnostic : rougeole.

26, matin. Température 41°, 2. Pouls 136. Respiration, 28.

Soir. Température 41°, 2. Pouls 136. Respiration, 24.

Apparition de papules assez nombreuses sur la face et les membres; elles sont distinctes de la rougeur morbilleuse qui s'étendant à tout le corps est marquée surtout au dos. La rougeur qui existe s'efface sous la pression du doigt, est irrégulière et offre çà et là, comme dans la rougeole, des parties où la peau reste blanche. Coloration rouge piqueté de la voûte palatine. Pas de mal de gorge. Pouls fort et régulier.

Souffle assez marqué, perçu à la partie moyenne de la région précordiale où il a son maximum d'intensité; moins fort à la pointe, s'entendant aussi à la base.

Pas de douleur ni de sensibilité précordiale. Pas de battements des artères cervicales. Pas d'intermittence au cœur ni au pouls. Souffle dans les vaisseaux du cou. Quelques râles ronflants et sous-crépitants dans les poumons.

Les papules de la poitrine deviennent un peu vésiculeuses.

17, matin. Température 40°, 9. Pouls 128. Respiration, 24.

Soir. Température 40°, 8. Pouls 128. Respiration, 24.

L'éruption vésiculeuse est bien caractérisée surtout à la face où elle est confluente. L'éruption morbilleuse n'a pas disparu.

28, matin. T. 39°. P. 112. R., 24.

Soir. T. 39°, 3. P. 120. R., 30.

29, matin. T. 38°, 9. P. 100.

30, matin. T. 38°. P. 112. — Léger gonflement de la face; pustules des mains et des pieds plus volumineuses mais moins nombreuses qu'à la face. Le souffle s'entend surtout à la base du cœur, dont la pointe bat en dedans du mamelon dans le cinquième espace intercostal.

L'éruption morbilleuse a entièrement disparu depuis hier.

31. T. 39°. P. 120 le matin, 132 le soir.

1er février. T. 39°, 7. P. 132. R., 24.

2. La malade va mieux, le gonflement de la face diminue, celui des mains apparaît. Pouls fort, régulier.

A la base le souffle est bien localisé, intense râpeux, superficiel, augmente beaucoup quand on presse sur le stéthoscope.

3. Les pustules de la face se dessèchent.

3 février matin T. 39°, 6. P. 140.

Soir. T. 39°, 6. P. 128. R., 36.

Le souffle précordial s'entend aussi à la pointe; il couvre le premier bruit et le petit silence, le deuxième bruit est éclatant et prolongé. Battements du cœur énergiques.

4. T. 39. P. 116. R., 28.

5. T. 39°, 8. P. 116. R., 24.

6. T. 38°, 2. P. 96.

7. T. 38. P. 104.

8. T 37°, 9. P. 92. Dessiccation des pustules.

9. Le frottement péricardique a beaucoup diminué d'intensité; son timbre n'est plus râpeux. La dessiccation est presque complète, la température est à 37°, 5.

12. Le frottement a presque disparu.
La malade est en voie de guérison.

Obs. XIX. — *Rash scarlatiniforme. — Adéine de la glotte. — Mort. — Autopsie.* — La nommée Guichard P., 28 ans, entrée le 5 octobre 1869 pour un écoulement blénorrhagique et placée dans une salle renfermant des variolides (salle Sainte-Joséphine, n° 31, hôpital Lariboisière, service de M. Ollivier), ut prise le 21 octobre des prodromes de la variole.

Le 24 octobre. Les prodromes durent encore et on remarque quelques papules à la face, sur le thorax et les membres. Les deux aines, les plis du coude et les aisselles sont le siége d'une éruption scarlatiniforme. Déjà la veille (23 octobre) la malade avait remarqué des rougeurs aux plis du coude et aux aines. Le 24, nous la trouvons dans l'état suivant : Pouls 92. Températ. vaginale 40°,4. Il existe aux plis du coude et aux aisselles une éruption scarlatiniforme et purpurine qui ne diparaît pas complètement par la pression du doigt, ce qui est dû à la présence de petites taches purpurines et punctiformes La surface de la peau dans ces points offre une teinte d'un rouge vif, granité, au milieu de laquelle on distingue, surtout aux aines, des papules de variole.

Il existe quelques papulo-vésicules à la face, quelques-unes mais plus rares, au bras.

La langue est blanche, les piliers du voile du palais et le fond de l'arrière-gorge sont rouges, la malade se plaint d'un léger mal de gorge; elle n'a plus de nausées, ni de vomissements.

Le 25 octobre T. 40°,4. P. 92. Peu de sommeil, malaise général. Eruption vésico-papuleuse sur tout le corps et les membres inférieurs. Même aspect du rash.

Les règles sont arrivées et coulent abondamment.

Soir : T. 40°,5. P. 118. Peau chaude sudorale. Rien au cœur rien aux poumons.

26 octobre. T. 39°,4. P. 100. Sur la figure et sur le corps vésicules nombreuses entremêlées avec des petites taches très-rouges qui ne disparaissent pas par la pression. Le rash a presque entièrement disparu aux aines et aux aisselles.

Angine assez intense.

Soir : T. 39°,5. P. 115. Injection des yeux, epistaxis abondantes, l'écoulement des règles continue, l'éruption devient plus confluente.

27 octobre. T. 40°,4. P. 129. Face rouge tuméfiée, concrétions à l'arrière-bouche, toux légère, voix voilée; les règles coulent toujours abondamment.

28 octobre. Respiration difficile, tuméfaction des amygdales, le rash a disparu aux aines, mais les vésico-pustules y reposent sur une surface rouge et on observe entre elles quelques taches purpurine qui ne disparaissent pas par la pression.

P. 116. L'écoulement a cessé dans la nuit.

A 11 heures la respiration devient de plus en plus difficile, face et lèvres violacées, affaissement des pustules.

L'existence de râles sous-crépitants et sonores très-nombreux dans toute la poitrine fait rejeter la trachéotomie. 60 ventouses sèches sur la poitrine, sinapismes aux jambes. Mort à midi le 28 octobre.

Autopsie 30 octobre. A l'ouverture de la cavité cranienne, on trouve les méninges injectées; la pie-mère est rouge, parcourue par des vaisseaux noirâtres et nombreux se séparant assez facilement des couches cérébrales sous-jacentes Tissu cérébral sain. Rien dans les ventricules.

Le larynx présente une rougeur assez vive dans toute la partie sus-glottique. Les replis aryteno-épiglottiques sont un peu tuméfiés, œdémateux. Dans leur voisinage se voient 4 pustules varioliques qui existent sur la face antérieure et sur les parties latérales de l'épiglotte. Celle-ci présente une vive injection surtout sur les bords. Il n'existe qu'une légère rougeur de la portion sous-glottique; les cordes vocales ne sont pas altérées. Sur la trachée, arborisations vasculaires et injection assez vive de la muqueuse.

Les poumons sont congestionnés, les bronches sont injectées et renferment du mucus en grande quantité; le tissu pulmonaire est peu crépitant; mais il ne va pas au fond de l'eau. A l'ouverture de la bouche, on voit sur la ligne médiane de la voûte palatine un groupe de pustules varioliques, qui sont ulcérées. Les amygdales sont rouges; mais elles n'offrent qu'un médiocre volume.

Cœur sain, caillots fébrino-globulaires, non adhérents dans les ventricules, foie volumineux, congestionné. La rate et les reins sont également tuméfiés et congestionnés. Les intestins ont une couleur normale.

(Observat. due à M. Huchard, interne du service).

L'observation suivante offre un grand intérêt au sujet de la coloration que peut produire le rash dans ses périodes de décroissance et de l'aspect singulier qu'il a donné à l'abdomen. Nous n'avons trouvé aucun exemple de ce genre pendant tout le cours de nos recherches et de nos études.

Obs. XX. — *Rash scarlatiniforme avec coloration bronzée consécutive.* — Recueillie par M. Huchard, interne de la salle Saint-Vincent (service de M. Ollivier).

Le 3 novembre 1869 notre malade s'était exposé à la contagion variolique. Le 18, prodromes de l'invasion.

Le 20, le malade voit des boutons sur sa poitrine et une rougeur scarlatineuse du bas-ventre dont il ne peut préciser la date d'apparition. Constipation, inappétence.

Etat actuel. Il existe une éruption assez confluente, consistant dans des vésico-papules, qui commencent déjà à s'ombiliquer. Le bas-ventre est le siége d'une éruption scarlatiniforme, rouge framboisée, au milieu de laquelle on voit peu de vésico-papules, mais un grand nombre de taches purpurines, qui ne s'effacent pas par la pression. Cette éruption scarlatiniforme existe aux aines et dans toute la partie inférieure de l'abdomen. La même éruption existe dans les creux auxiliaires; ils présentent une teinte scarlatiniforme sur les parties latérales de l'abdomen. Au niveau de la ligne médiane, et à la partie supérieure de l'éruption, il n'existe plus que quelques petites plaques isolées, qui rappellent assez la rougeole. Cette éruption diminue un peu à la pression, mais ne disparaît pas complètement. Aux deux aisselles on voit également une éruption, sous forme de petites taches, rappelant l'aspect granité de la scarlatine, et qui ne s'en va pas à la pression. — Cicatrices de vaccine aux bras. — Eruption papulo-vésiculeuse, non encore confluente sur tout le corps. A la figure, les vésico-papules sont plus confluentes. Il existe des papulo-vésicules sur le nez et le scrotum. On remarque des vésicules sur le voile du palais, les piliers et à la voûte palatine, mais en petit nombre. Il y en a aussi sur la face postérieure du pharynx.

Engorgement des ganglions de l'aisselle et de la nuque. Rien au cœur. Rien à la plèvre, ni aux poumons. Langue blanche, rouge sur les bords.

Pouls 88. Température 38°,6.

22 novembre. Température 38°,2. Pouls 82.

A la face, l'éruption est plus confluente que sur les autres parties du corps. Elle est constituée par de petites vésicules mêlées de plus grosses, et dont quelques-unes seulement sont ombiliquées. L'éruption scarlatiniforme de l'abdomen a entièrement disparu. A sa place, une coloration BRONZÉE de la peau jusqu'au creux épigastrique, où la peau reprend sa coloration normale. Au bas-ventre, rares vésicules, devenant plus nombreuses quand on remonte vers la poitrine de chaque côté des aines on trouve une éruption très-confluente de petites vésicules qui se touchent et qui reposent sur un fond d'un rouge vif. Sur les jambes l'éruption est confluente. Aux creux axillaires le rash a disparu et a laissé à sa place la coloration bronzée indiquée à l'abdomen. Pas de pustules sur les parties occupées précédemment par le rash; éruption du dos plus confluente. Peu de pustules à la région sous-ombilicale, aucune dans les aisselles.

Jusqu'au 26 novembre rien de nouveau. Le 26 novembre, la teinte rouge et sombre a pris la place de la teinte bronzée de l'abdomen. Les vésicules de la face sont desséchées et le malade marche rapidement à la guérison.

CHAPITRE II

Description générale du Rash.

FORMES. — MARCHE. — DURÉE. — TERMINAISON.

Nous venons de le voir dans les observations précédentes, le rash affecte diverses formes que nous avons cru pouvoir faire rentrer dans les cinq variétés suivantes :

I. *Forme scarlatineuse*, dans laquelle nous considérerons : 1° le rash scarlatiniforme localisé ; 2° le rash scarlatiniforme généralisé, que l'on trouve principalement dans certaines varioles hémorrhagiques.

II. *Forme rubéolique ou morbilliforme.*

III. *Forme roséolique.*

IV. *Forme érysipélateuse.*

V. *Forme purpurique.*

FORME SCARLATINEUSE. — 1° *Rash scarlatiniforme localisé* — Après les prodromes de la variole, habituellement après le deuxième ou le troisième jour, on voit apparaître presque toujours, d'abord aux aines, puis sur la face antérieure de l'abdomen, à la partie interne et supérieure des cuisses, sur la poitrine, tantôt une rougeur pointillée s'effaçant sous la pression du doigt, tantôt un pointillé rouge scarlatineux. Ce pointillé est tellement serré qu'il offre quelquefois l'aspect de plaques d'une couleur écarlate, semblables à un barbouillage avec le jus de framboise. Cette rougeur peut s'étendre en ceinture, laissant seulement de chaque côté de la colonne vertébrale deux bandes verticales où subsiste la coloration naturelle de la peau. Elle n'a été que très-rarement observée à la figure, jamais aux pieds et assez rarement sur le dos des mains. Nous avons cependant eu l'occasion de l'y remarquer, mais elle régnait en même temps sur tout l'avant-bras.

2° *Rash scarlatiniforme généralisé.* —Dans cette variété, dont nous avons signalé deux exemples dans nos observations XXII et XXXI, le rash envahit presque en même temps toute l'habitude du corps. Il apparaît presque toujours avec une couleur écarlate framboisée qui fait dire au malade qu'il est rouge comme une écrevisse. Quelquefois, toute la surface cutanée n'est envahie que successivement; les plaques, qui paraissaient d'abord localisées, s'étendent de proche en proche, comme dans l'observation XXII.

C'est dans ces rash généralisés qu'on voit apparaître d'abord des points, puis des plaques hémorrhagiques, des pétéchies; enfin la mort vient ordinairement terminer la scène.

Le rash n'atteint son maximum, quelle que soit sa forme, qu'au bout d'un temps pouvant varier entre 4 ou 24 heures, puis il passe au rouge sombre, prend ensuite une teinte brune qui laisse quelquefois après elle une légère coloration jaunâtre, semblable à celle de légères ecchymoses à une période avancée de la résorption.

M. Moreau a signalé (voir ses observations rapportées plus haut) de petits boutons à base étroite, conique, dont le sommet contient un liquide lactescent et qui siége seulement sur les points colorés. Ils donnent à l'éruption un aspect velouté, une teinte grise superposée à la teinte rouge.

Pour cette particularité, nous ne pouvons que nous en rapporter à M. Moreau, qui paraît avoir étudié avec un grand soin les cas qui se sont présentés à son examen.

Quelquefois les taches sont petites, disséminées, moins rouges, se rapprochant un peu de la forme rubéolique, ce qui donne à l'éruption un aspect granité tout particulier.

Obs. XXII. — *Variole hémorrhagique. — Rash scarlatiniforme. — Grossesse de six mois. — Mort.* — La nommée Clon, vingt-trois ans, journalière, est entrée le 18 novembre à l'hôpital Saint-Antoine, salle Sainte-Thérèse (service de M. le docteur Laboulbène).

Cette fille, enceinte de six mois, porte des cicatrices vaccinales aux bras. C'est le 16 novembre qu'elle a été prise de fièvre, de frissons, de céphalalgie.

Le 17, mêmes phénomènes.

Le 18, il s'y joint une douleur des plus vives à la région lombaire, s'exaspérant quand on presse au niveau des apophyses épineuses ou des muscles de la région sacrée; pas de difficulté sensible pour uriner; pas de nausées ni de vomissements.

Le 19, éruption érythémateuse aux deux aines, s'étendant à la moitié inférieure de l'abdomen et au tiers supérieur des cuisses; la teinte est d'un rouge scarlatiniforme. Il existe, de plus, un pointillé constitué par de petits points hémor hagiques, ressemblant par la disposition à des piqûres de puces dont l'auréole aurait disparu. Sur le pourtour des aines la rougeur est plus diffuse, ayant une plus grande analogie avec l'érythème. Cette disposition lui donne un aspect granité spécial.

Coïncidemment nous voyons une éruption rubéolique qui existe sur le thorax, une partie de l'abdomen; elle est constituée par des taches irrégulières plus ou moins festonnées, disposées en cercle, le plus souvent sans formes déterminées, mais d'un rouge beaucoup plus pâle que la première éruption

Léger mal de gorge ; l'examen de cette partie fait constater une rougeur peu intense sans aucune production membraniforme.

La langue n'offre point cette teinte rouge vif avec saillie des papilles, aspect particulier à la scarlatine.

Légère toux n'ayant rien de spécial, avec quelques râles sonores peu abondants. Pas d'éternuements ni de larmoiement.

Aux avant-bras et à la main érythème scarlatiniforme. Le soir, le rash est généralisé : les fesses, les membres inférieurs, la région dorsale, la face, le cou, les membres supérieurs sont d'un *rouge écarlate, couleur de homard*, avec une légère *teinte vineuse ;* cette teinte est généralisée, c'est un érythème n'offrant guère d'intervalle.

Cependant le rash rubéolique pectoral se voit encore très-bien, quoiqu'une rougeur lie de vin l'ait fait pâlir.

Fausse couche. Enfant mort.

Le 20 novembre, pouls, 104 ; respiration, 32 ; température vaginale, 38°

La teinte est généralisée, mais il apparait des taches noires de dimensions variables, de véritables pétéchies disséminées sur les membres, l'abdomen et le thorax.

Vers la région inguinale et latérale du tronc on aperçoit une éruption miliaire, constituée par des vésicules purulentes assez nombreuses ; sueurs assez abondantes.

En examinant avec attention, on découvre par place un soulèvement blanchâtre de l'épiderme, au niveau de l'érythème continu scarlatiniforme. Ces taches blanchâtres proéminent légèrement, elles sont indurées, aplaties, et paraissent d'une nature spéciale. En enlevant l'épiderme, on trouve au-dessous le derme rougeâtre, très-vascularisé.

En d'autres points, ce sont des vésicules dont l'induration est un peu proéminente et ecchymotique.

Le rash rubéolique a presque disparu pour faire place au scarlatiniforme.

Quelques vésico-pustules clairsemées à la face et quelques boutons varioliques sur la peau, persistance de la rachialgie qui est toujours très-vive. La malade ne peut rester couché sur le dos; elle n'a point dormi la nuit; constipation depu huit jours.

Le 21 novembre, pouls, 124; température vaginale, 39°,8 Quelques boutons épais en certains points, aspect vésico pustuleux, petits, avec un point blanchâtre au centre; surfac du corps rouge, taches pétéchiales très-nettes, langue sèch délire, mort.

Nécropsie. Congestion intense de tous les organes, peau muscles, cerveau, poumons, foie, reins.

Ecchymoses disséminées; pointillé dans la pie-mère; poin tillés sous-pleurales, sous-péricardiques, sous le péritoine au niveau des différents viscères : foie, rate, reins, vessie.

Atélectasie par places, avec points d'apoplexie pulmonaire Les vaisseaux pulmonaires sont gorgés d'un sang noir pois seux.

Hémorrhagie dans le tissu cellulaire des muscles et dan leurs faisceaux de fibres, aux lombes, à la région dorsale.

Altération graisseuse et protéique du foie, des reins, de muscles, du cœur. Toutes ces lésions rappellent celles de dégénérescence phosphorée, surtout dans les tubuli rénaux.

Si nous voulons résumer cette observation, nous voyon qu'il s'agit là d'un rash complexe, prenant des formes va riées : ici, scarlatiniforme, la rubéolique avec de la mi liaire.

Il est venu s'y joindre des pétéchies résultant de la vario hémorrhagique.

Peut-être, dans ce cas, les opinions des pathalogistes se raient-elles divisées sur la nature de cette éruption.

Cependant, pour nous, qui considérons le rash comm une manifestation variolique, notre explication sera facil

S'étonnera-t-on de la diversité de formes? Mais, dans l varioles, on voit souvent des formes variées sur le mêm sujet. Il en sera pour le rash comme pour les autres phén mènes : aux aines, il prend l'aspect granité ; autour des aines, il est scarlatiniforme ; aux avant-bras, il offre encore la rougeur scarlatineuse, tandis que sur la poitrine il est roséolique. L'observation clinique nous oblige à admettre plusieurs formes dans le rash, comme on l'a remarqué chez notre malade.

Mais, dans ce cas et dans ceux de ce genre, voudrait-on admettre une coexistence de rash variolique et de rougeole? Il y a bien ici un peu de bronchite, mais nous sommes au mois de novembre, et il n'est pas rare de trouver des bronchites plus ou moins étendues, mais en général légères, suivant les occasions, la saison où survient l'épidémie ; il y a manque complet de toux férine ; de plus, pas de larmoiement, point de coryza, point de desquamation.

Outre la rougeole, pourrait-on invoquer la présence d'une scarlatine? La rougeole étant déjà laissée de côté, cherchons les caractères d'une scarlatine. Nous ne trouvons ni angine caractéristique, ni coloration vive de la langue.

L'éruption a paru le troisième jour, suivons sa marche : elle se localise d'abord aux aines, puis s'étend aux cuisses, paraît à l'abdomen, etc... Il faut avouer que c'est là une marche qui n'a pas encore été signalée, pas plus que cette forme de scarlatine. D'un autre côté, le développement du rash est rarement observé dans son évolution primitive, car il est complet en 12, 24 heures, et passe souvent inaperçu, même pour le malade.

On est amené, ici, à rejeter toute idée de scarlatine et de rougeole, et à se contenter d'une variole à laquelle on est obligé d'attribuer ce rash à formes variées.

Quant à la miliaire, s'il répugne trop d'admettre l'idée émise précédemment, on pourrait l'expliquer par l'abondance des sueurs qui sont survenues avec son apparition.

On sera peut-être tenté de voir dans ce rash une éruptio sudorale à l'instar des rash sudoraux scarlatiniformes, mo billeux, etc..... Mais nous ferons remarquer que ce rash a paraît chez des sujets qui n'ont pas cessé de marche d'aller en plein air, et qui n'ont pas sué un seul instant.

Il faut donc abandonner cette opinion.

Forme rubéolique. — Ce rash s'offre sous la forme de ta ches présentant des figures géométriques irrégulières, sa plaques scarlatiniformes.

Par la pression du doigt, on le fait seulement pâlir, lo même qu'il est tout à fait à son déclin, que les taches d rougeur sont devenues jaunâtres; la couleur rouge est i beaucoup moins vive que dans la forme scarlatineuse. No ne l'avons jamais trouvé généralisé, nous l'avons toujou rencontré sur une certaine étendue de l'abdomen, de la po trine et particulièrement aux régions des aines.

Nous avons pu constater, une fois, sa présence sur le avant-bras, où, d'ailleurs, il se trouve quelquefois mêlé a rash roséolique, ce qui prouve, une fois de plus, que ce différentes variétés naissent sous l'influence d'une mêm cause, l'intoxication variolique.

Cette éruption est beaucoup plus fréquente qu'on n le pense, seulement elle échappe beaucoup mieux que le autres, à cause du peu d'accentuation de ses caractères ph siques et de la rapidité avec laquelle elle disparaît. On pe en effet la regarder comme la plus fugace.

En voici une observation que nous avons recueillie à Pitié (salle Saint-Michel, n° 19, service de M. le Dr Mo land):

Obs. XXI. (Service de M. le docteur Molland.) — *Rash rubé lique.* — Le nommé Valet, âgé de 32 ans, carrier, a été attein le 23 mars, de céphalalgie, de douleurs frontales, de toux et de frissons jusqu'au 26, jour de son entrée.

Le 26, pouls, 96; respiration, 36; température rectale, 41°. Le soir, à la contrevisite, on constate aux deux régions inguinales, un rash qui présente les caractères suivants : pointillé fin ressemblant à des piqûres de puces, mais sans érythème scarlatiniforme, de sorte qu'il faut y regarder de très-près pour l'apercevoir. Il diminue sous la pression du doigt, mais ne disparaît pas complétement.

Au niveau de la région abdominale, éruption papuleuse en forme de zona, et à côté des papules varioliques, un pointillé léger de couleur rouge foncé.

Le 27, pouls, 84 ; température rectale, 38°,7. Le rash inguinal a beaucoup diminué d'intensité; il a pâli; celui qui existe au niveau des vésico-pustules est toujours intense.

Le 28, pouls, 60; température rectale, 37°. Le rash a encore pâli un peu, celui qui entoure les pustules perd de son intensité.

Le 29, le rash inguinal ne laisse à sa place qu'une légère teinte jaune, celui qui est au niveau des pustules tend à disparaître. Varioloïde. Guérison.

Dans quelques cas, on rencontre dans le rash rubéolique une saillie telle que l'on est porté à admettre une sous-variété que nous désignerons sous le nom de *forme rubéolique papuleuse*. Dans ce cas, lorsqu'on touche légèrement avec la pulpe du doigt, on sent, à la place occupée par la rougeur, une petite élevure de forme conique, dont le sommet correspond au milieu de la tache.

Forme roséolique. — Le rash roséolique se présente ordinairement sur la poitrine, la partie inférieure du thorax, supérieure de l'abdomen comme les taches rosées lenticulaires avec lesquelles il a été quelquefois confondu. Il a la couleur de la roséole, et apparaît sous l'aspect de taches multiples, à formes variées plus ou moins régulières, disséminées ou se groupant de manière à former des dessi‹‹s variés. Elles peuvent avoir de 1 à 3, 4 centimètres de diamètre, s'effaçant sous la pression du doigt, et, si on les touche légèrement avec la pulpe, on peut très-souvent sentir un petit point acuminé.

Cette forme du rash s'observe souvent seule, souvent elle accompagne les formes scarlatineuses, soit aux cuisses, soit aux mains, soit aux avant-bras. Aux cuisses elle s'associe souvent avec le piqueté scarlatineux.

Elle est très-fugace et en 12 heures, 24 heures, elle peut avoir entièrement disparu.

L'observation suivante est un type de cette forme de rash.

Obs. XXIII. — *Rash roséolique dans une varioloïde.* — Le nommé N....., 29 ans, cuisinier, est entré le 25 septembre à l'hôpital Saint-Antoine, salle Saint-Louis, n° 37.

Ce malade n'a pas vu de varioleux ; le 23 septembre il a été pris de frissons, de céphalalgie, mais sans éprouver de rachialgie.

Le 24, c'est-à-dire le deuxième jour, apparition le soir d'une éruption érythémateuse.

Le 25, à son entrée, nous constatons une rougeur constituée comme il suit : taches multiples de formes variées, disséminées principalement sur le thorax, la partie supérieure de l'abdomen sur les cuisses. Ces taches sont assez étendues, forment des corymbes, des cercles, offrent, en un mot, une grande multiplicité de formes. De même pour l'étendue ; en certains points elles sont plus ou moins petites, plus ou moins arrondies, distinctes les unes des autres, offrant un diamètre en général de 3 centimètres environ.

En certains points les taches sont un peu saillantes; on les sent surtout en promenant le doigt sur la surface cutanée.

Le 26, l'éruption a pâli et il faut y regarder de près pour apercevoir ces marbrures à dessins variés, particulièrement sur le thorax. L'éruption des vésico-pustules de la varioloïde est complète.

Le 27, rien de particulier.

Le 28, le rash a complétement disparu ; dessiccation centrale des pustules

Le 29, le malade rend 1,500 grammes d'urines.

Le 1er décembre, 2,100 grammes.

Le 2 décembre, 2,700 grammes.

Le 7 décembre, 2 litres.

Le 8 décembre, 2,100 grammes.

Le 9, il sort guéri après une polyurie qui a duré neuf jours.

Nous attirons l'attention sur les trois observations du rash roséolique qui vont suivre ; elles sont remarquables par le peu d'abondance de l'éruption, et le cortége des symptômes qui l'ont précédée. Ces symptômes, en effet, ont fait prendre la variole pour une fièvre typhoïde dont les taches rosées lenticulaires étaient représentées par le rash roséolique. Il est probable que cette erreur de diagnostic aurait été évitée si l'attention avait été éveillée de ce côté.

Obs. XXIV. — *Bulletin de thérapeutique*, 1842 Dr Latour. — Un jeune homme de 23 ans, cordier, après être sorti de l'Hôtel-Dieu, où il était resté quelques jours pour une courbature générale, éprouva de nouveau de la fatigue, de la céphalalgie, des tintements d'oreilles, du dévoiement et une épistaxis. Après huit jours de ces prodromes, il entra à la Charité, avec les phénomènes suivants : langue rouge à la pointe et sur la circonférence, blanchâtre à la base ; douleur et gargouillement dans la région iliaque droite ; région sous-ombilicale légèrement météorisée ; pouls à 92, plusieurs papilles rouges, s'effaçant à la pression, sur l'abdomen à la base de la poitrine ; une selle liquide, deux vomissements dans la journée, faiblesse générale, courbature, céphalalgie, étourdissements, tintements d'oreilles, épistaxis dans la matinée. On diagnostiqua une fièvre thyphoïde grave, et l'on prescrivit une saignée de trois palettes.

Le lendemain, les symptômes typhoïdes parurent se dessiner d'avantage encore ; taches rosées plus nombreuses, quelques sudamina ; stupeur prononcée, hébétude du regard, parole lente et faible, lèvres et narines sèches, haleine fétide, tension et gargouillement dans la région iliaque droite, pouls à 94, épistaxis, etc..... Le diagnostic semblait de plus en plus confirmé lorsque survint une éruption varioleuse. Les symptômes thyphoïdes s'évanouirent et la variole suivit son cours ordinaire.

Obs. XXV. — Bessette (thèse, Paris, 1852, matériaux recueillis par M. Gubler). — Le 29 mai 1852 est entré à l'hôpital de la Charité, service de M. Briquet, le nommé N....., âgé de 22 ans, charpentier ; ce jeune homme est d'une constitution moyenne, il est un peu maigre, a les cheveux châtains ; il jouit ordinairement d'une bonne santé ; il affirme n'avoir jamais eu la petite vérole ; ses bras, du reste, et son corps n'en portent aucune trace. Son indisposition date de dix jours ; il a commencé par ressentir une céphalalgie intense et des bourdonnements d'oreilles avec étourdissements ; des douleurs se sont bientôt fait sentir dans tous les membres, elles ont été suivies d'un malaise général et d'anorexie ; depuis le début du mal, il y a insomnie ; depuis quatre jours, le malade n'a pas eu de selles ; à la même époque, il a dû cesser son travail. Jeudi 27 il n'a fait qu'une matinée d'ouvrage ; tout le reste du jour, il a éprouvé des frissons et un abattement plus considérable que les jours précédents.

Le vendredi 28, des douleurs lombaires se déclarent ; il n'y a ni nausées, ni vomissements. Le samedi 29, le malade se fait porter à l'hôpital.

Au moment de son entrée, notre ami le Dr Mailly, interne du service, constate les phénomènes suivants : abattement, céphalalgie sus-orbitaire, langue sale, inappétence, léger gargouillement dans la fosse iliaque droite, quelques *taches rosées* à la base de la poitrine, quelques râles vibrants et ronflants, fièvre modérée.

En présence de ces symptômes, on ne balance pas à diagnostiquer une diothénenterie. Dans la nuit, l'insomnie qui s'était montrée jusqu'ici continue, une épistaxis a lieu.

Le lendemain matin, 30 mai, tous les phénomènes constatés la veille persistent, les râles vibrants et ronflants seuls on cessé de se faire entendre. La langue est non-seulement blanche et large, elle est encore tuméfiée, et conserve l'impression des dents; sa circonférence ne présente pas de rougeur. Le ventre est modérément développé; on perçoit un léger gargouillement dans la fosse iliaque droite; vers la ceinture, il existe quelques taches rosées qui ressemblent à celles de la fièvre typhoïde, mais elles sont plus acuminées; d'ailleurs, le tronc, le visage et les membres, sont couverts de boutons disséminés les uns papuleux, les autres déjà vésiculeux et entourés d'une auréole rouge.

Le 31, l'éruption continue, la fièvre tombe. Variole très-discrète suivie d'une conjonctivité.

Obs. XXVI.—*Bulletin de thérapeutique*, Dr Latour, décembre 1842. — Un jeune homme âgé de 21 ans, après s'être livré à des excès de boisson et de fatigue, ressentit le lendemain une douleur de tête et un malaise général, qu'il combattit, selon la coutume du peuple, par l'administration de plusieurs verres de vin chaud. Loin de se dissiper, le malaise et la céphalalgie augmentèrent, il survint des nausées, des vomissements, de la diarrhée, une épistaxis, un peu de délire, même pendant la nuit. Il y avait cinq jours que ce jeune homme était malade quand M. Latour fut appelé et constata l'état suivant : hébétude, stupeur prononcée, regards incertains; langue sèche, très-rouge à la pointe, avec enduit jaunâtre; lèvres et gencives très-sèches, ventre ballonné, douleurs et gargouillements dans la fosse iléo-cæcale droite; pouls fort, redoublé, fréquent (115 à 120); quelques *taches rosées lenticulaires* sur la *poitrine* et à la *partie interne* des bras; point de selles depuis 24 heures; râles sibilants dans la poitrine, petite toux assez fréquente sans expectoration. Certes, nul n'eût hésité, sur cet ensemble de phénomènes, à diagnostiquer une fièvre typhoïde grave; cependant, dès le lendemain, bien que la médication eût été des plus simples, les phénomènes cérébraux avaient disparu, et les *taches rosées lenticulaires* ne se reconnaissaient plus, cachées qu'elles étaient sous l'éruption générale presque confluente du premier degré de la variole. C'était bien, en effet, cette fièvre éruptive qui parcourut toutes ses périodes avec ses phénomènes ordinaires, si ce n'est que la période de desquamation fut plus longue et moins franche qu'elle ne l'est ordinairement.

Rash érysipélateux. — Cette forme est beaucoup plus rare, nous n'en pouvons parler que d'après les anciens auteurs. Dans les cas rapportés par ces médecins elle survint dans des épidémies très-graves; nous n'avons pu en trouver mention que dans Morton, Sydenham. Voici la description qu'en font ces auteurs.

Morton (*Exercitat* 3, cap. VII, p. 59) décrit une variole qu'il propose d'appeler *érysipélateuse*.

« Dans le premier stade, elle apparaît avec un cortége de symptômes menaçants, lypothymies, suffocations hystériques, douleurs aiguës de la tête et des lombes, nausées, vomissements; viennent ensuite, flux alvin débilitant, insomnies opiniâtres, soubresaut des tendons, coma, pétéchies, taches purpurines ou noires, exanthèmes miliaires transparents et comme cristallins sur le cou et la poitrine, hémorrhagies abondantes.

Dans la deuxième stade, éruption quelquefois prématurée de pustules peu apparentes sous laquelle apparaît bientôt et presque instantanément une rougeur érysipélateuse pénétrante et profonde. La peau se tuméfie à ces endroits et particulièrement aux lèvres et à la face; dans les autres endroits elle reste immuable jusqu'à la maturation. Malgré cette éruption il y a continuation de la fièvre, hémorrhagies et mort à la fin de l'éruption ou au commencement de la suppuration.

« Dans ces cas la rougeur érysipélateuse est générale; dans d'autres elle est limitée à la face et sur les membres et le tronc. L'exanthème varioleux est presque discret, mais bien distinct cependant des varioles discrètes régulières et bénignes, par la couleur, le développement et la forme des pustules.

« Ici les pustules offrent la couleur de l'exanthème rubéolique, mais moins vive, une forme incertaine et une grandeur bien moindre. Aussi ces varioles ne se distinguent pas de la rougeole le premier jour de l'éruption, si ce n'est par une certaine dureté renitente. Mais la pustule ne se développe pas, noircit, et dès le premier jour de la suppuration la peau de la face blanchit, prend l'aspect parcheminé et la mort arrive. »

Pour Borsieri c'est la variole à forme rubéolique. Nous croyons ici à l'existence du rash érysipélateux qu'on nous décrit comme général ou limité, et d'une variole hémorragique.

Sydenham, en 1670, 1671, 1672, observe des varioles semblables.

« Elles paraissent le second ou le troisième jour sous l'aspect d'une tumeur rougeâtre et uniforme qui couvrait tout le visage, plus résistante que l'érysipèle sans qu'il y eût presqu'aucune marque visible de pustule. »

Dans le *Journal économique*, novembre 1754, on trouve une observation du docteur Maret qui a une certaine analogie avec les faits de Morton et de Sydenham, mais qui est trop incomplet. Notre observation II offre un rash de cette variété.

Forme complexe. — Nous désignerons sous ce nom de rash complexe, le rash qui nous offre sur le même sujet plusieurs formes parfaitement nettes apparaissant sur divers points du corps.

Les deux observations suivantes nous en offrent un bel exemple. Dans la première, nous aurons à remarquer un rash scarlatiniforme, localisé et en même temps un rash roséolique; dans l'autre, dont nous devons les matériaux à notre ami Beugnion, nous aurons un rash scarlatiniforme, morbiliforme et érysipélateux avec complication d'accouchement prématuré et mort. (Voyez également l'observation XXII.)

OBS. XXVII. *Variole demi-confluente. — Rash scarlatiniforme localisé et rash roséolique. — Bronchite légère. — Pleurésie. léger épanchement.* — Girardin, 20 ans, menuisier, entré le 15 février, sorti le 9 mars.

Début : céphalalgie, angine, rachialgie, nausées.

15 février (cinquième jour de l'éruption). Pouls 92, respiration rectale 39°, 2. L'éruption faciale est constituée par des pustules petites confluentes au front et sur plusieurs points du visage ; ailleurs elle est petite ; cependant on rencontre quelques pustules de moyenne grosseur. La face commence à se tuméfier ; rash scarlatiniforme aux deux aines. Il apparaît sous la forme d'un pointillé fin, avec de petits points ecchymotiques, qui ne disparaissent pas complétement sous la pression.

Autour des aines, à la région abdominale inférieure, dans une grande partie de la région sous-ombilicale, s'étend un érythème framboisé d'une teinte vineuse presque uniforme par place. Cette rougeur diminue beaucoup par la pression du doigt. Cette éruption forme une sorte de demi-ceinture à l'hypogastre. A peine quelques pustules varioliques à la région inguinale ; du côté de l'abdomen et des cuisses l'éruption est normale.

A la région des cuisses et de la poitrine rash roséolique.

16 février (sixième jour). P. 108, R. 26, T. R. 39°. Le rash a beaucoup diminué, beaucoup pâli, et offre une teinte jaune-clair ; il semble qu'on ait teint ces régions avec de la gomme gutte délayée ; la dessiccation des pustules commence à la face.

17 février. P. 88. R. 24. T.R. 38°,7. Gonflement de la face ; la dessiccation a envahi le cou et les fesses ; gonflement des mains, la teinte du rash est à peine perceptible.

18 février. P. 70. R. 22. T.R. 38°1. La dessiccation se généralise.

19 février (neuvième jour). P. 64. R. 20. T. 37°, 5. La dessiccation s'étend même aux mains.

20 février. (dixième jour). P. 72 R. 44. T.R. 38°, 6. Nous assistons au début d'une pleurésie; le pouls de 64 à monté à 72; mais ce qui frappe le plus c'est la température et la respiration. Ces deux éléments indiquent en effet l'invasion de phénomènes thoraciques, dans ces cas de pleurésie.

La température de 37°, 5 monte à 38°, 6 et la respiration s'élève de 20 à 40.

Cette pleurésie persiste une dizaine de jours. Pouvons-nous penser qu'il s'agit là d'un fait accidentel, que le malade s'est exposé à un refroidissement? Nous ne le croyons pas, et pour plusieurs raisons nous avons mis cette pleurésie sur le compte de l'état du malade.

Il n'est pas rare, en effet, de voir de tels épanchements dans la variole. Ces lésions sont alors très-peu intenses, parfois même beaucoup moins que dans ce cas. M. Quinquand nous assure qu'il a constaté plusieurs cas semblables dans les deux épidémies qu'il a pu suivre.

Ces phénomènes peuvent passer inaperçus, et quelquefois en deux ou trois jours, au plus, la respiration devient normale. Les malades peuvent se lever; leur température dépasse à peine la limite normale.

Nous sommes donc très-porté à voir là une manifestation viscérale de la variole et non un fait accidentel.

Obs. XXVIII. — (Sainte-Marthe, service de M. Desnos, hôpital Lariboisière, recueillis par M. Beugnion, externe du service). — *Rash morbilliforme, scarlatiniforme et érysipélateuse*. — K... Numa, 26 ans, domestique, entrée le 11 mars 1870, éprouvant du malaise et de la fièvre depuis le 9.

Le 12 mars. P. 136. T. axillaire 38°, 5, maux de tête, courbature, pas d'épigastralgie. Apparition de l'éruption le vendredi, 11 après deux jours de prodromes.

La malade accouche ce matin d'un enfant de 7 mois 1/2 vivant.

État actuel. Quelques papules petites, rouges à la figure; sur la face dorsale de l'avant-bras et du poignet, rash morbilliforme; sur la face interne des cuisses, rash scarlatiniforme. Rougeur vive et nettement limitée sur les pommettes; aucun pointillé sur cette coloration qui offre l'aspect d'un érythème très-accusé, la peau n'est pas saillante. Quelques plaques isolées sur le front.

Le 13, prostration profonde; sur le ventre on voit quelques pustules qui semblent avortées. L'éruption de rash se fait surtout dans l'extension et donne à la surfacee dorsale de la main un aspect chagriné que l'on sent très-bien au toucher.

Pas de papules sur la figure. P. 120. T. Ax. 37°, 6.

Le 14, p. 120. T. Ax. 35°, 5. L'éruption a presque complétement disparu sur la figure comme sur les membres.

La malade perd beancoup de sang par le vagin.

Poudre ergot de seigle, 2 gr.

Vin de Bagnols *ad libitum*.

La prostration augmente.

Soir. Les lèvres et les dents sont tachés de sang qui vient des gencives. Les yeux restent fermés; pupilles fixes; respiration profonde.

A gauche et à droite sur les parties latérales de l'abdomen, nombreuses petites taches ecchymotiques, couleur lie de vin. La pression sur le ventre est douloureuse; pas d'ecchymoses des conjonctions. La perte de sang par le vagin est toujours abondante, mort dans la nuit.

Rash purpurique. — Cette forme se montre principalement aux aines, à la partie inférieure de l'abdomen, quelquefois remonte sur les parties latérales et rarement sur les bras. Le rash apparaît ici sous la forme de véritables *taches de purpura* que ne fait ni disparaître, ni pâlir la pression du doigt, contrairement à ce qui se passe pour les formes précédemment décrites.

Il ne disparaît pas, non plus, à l'apparition des pustules varioleuses ou des vesico-papules. S'il y a eu plusieurs poussées de ces taches, sur l'emplacement occupé par celles qui ont disparu, M. le professeur Gublin n'a jamais pu remarquer d'éruption pustuleuse, pas plus que sur les espaces occupés par celles qui subsistent, au point qu'il s'est demandé si cette légère hémorrhagie n'empêchait pas l'éclosion de la pustule.

Pourrait-on, en partant de cette remarque clinique, aller jusqu'à espérer l'avortement des pustules au début, si par une piqûre on déterminait la sortie de quelques gouttelettes de sang ?

Nous pensons que cette idée ingénieuse mérite toute l'attention des observateurs et de ceux qui peuvent expérimenter.

M. Gubler considère cette forme comme très-fréquente, et dans les nombreux cas qui se sont présentés à son observation il n'a noté qu'une fois une variole non pas mortelle, mais seulement assez confluente. Toutes les autres ont été excessivement bénignes, et souvent tout s'est borné à une varioloïde.

Le rash purpurique peut apparaître de deux façons :

1° Il est primitif, c'est-à-dire il se présente sous la forme de purpura.

2° Il se voit à la suite d'un rash scarlatiniforme pointillé ; dans ce cas, quelques points deviennent de plus en plus accentués à mesure que les autres s'effacent ; quelquefois ils s'étendent un peu et bientôt ils constituent de véritables hémorrhagies.

Nous avons pu en observer dernièrement un cas à l'hôpital Beaujon, chez une jeune femme qui après quelques jours de maladie s'était réveillée un matin avec un rash scarlatiniforme, écarlate, au pli de l'aine et sur l'abdomen. Celui-ci avait pâli lorsque, en même temps que les règles, survinrent à la partie interne et supérieure des cuisses de larges plaques irrégulières constituées par un rash purpurique, dont les taches avaient environ 1 millimètre 1/2 à 2 millimètres de diamètre. La malade portait, lorsque nous l'avons vue, quelques rares boutons de variole.

Cette succession du rash purpurique au rash scarlatiniforme pointillé nous montre la relation qui existe entre toutes ces formes. Tantôt, en effet, il y a simple congestion de la peau sur des surfaces plus ou moins étendues, ce qui en fait varier l'aspect depuis la plaque jusqu'au pointillé. rash scarlatiniforme, roséolique, rubéolique, érysipélateux; tantôt il y a véritable hémorrhagie comme dans la forme purpurique, qui n'est que le résultat d'une poussée plus grande et d'une rupture des capillaires de la peau.

Nous devons à une communication orale de M. Gubler un fait curieux à ce point de vue. Il s'agit d'une éruption d'urticaire, apparaissant au milieu des prodromes de la variole, à l'époque habituelle de l'éruption du rash et qui semblait en tenir lieu.

Cet urticaire doit-il être considéré comme une manifestation variolique, comme une forme de rash? Nous ne pouvons rien affirmer d'après un fait isolé, mais peut-être le jour où on aura réuni un certain nombre de cas semblables, sera-t-on en droit de conclure à une forme particulière de rash.

Voici l'observation que M. Landrieux, interne des hôpitaux, a eu la bonté de nous communiquer.

Variole confluente. — Urticaire-rash. — Le nommé B..., âgé de vingt-un ans, maçon, entre, le 4 octobre 1869, à l'hôpital Beaujon, dans le service de M. le professeur Gubler.

Ce malade, d'une très-bonne santé habituelle, n'a pas été vacciné.

Il y a quinze jours, il couchait encore (et cela depuis deux mois) avec un de ses camarades, chez lequel des boutons se montraient déjà. (Ce malade est actuellement dans la salle pour une variole confluente qui est maintenant en voie de dessiccation.)

Pendant dix à douze jours de suite, il éprouve un malaise général, du mal de reins, des maux de tête.

Le 30 septembre, il ne peut dîner, manque complet d'appétit.

Le 1er octobre, impossibilité d'aller à son travail; il a une lipothymie très-marquée de la rachialgie, des vomissements, des épistaxis.

Le 3 octobre, apparition de l'éruption.

Le 4 octobre, le soir, à son entrée, l'éruption, qui est confluente à la face, est très-discrète sur le tronc; il éprouve des douleurs lombaires très-vives; un peu d'ataxie. Il y a déjà quelques pustules ombiliquées sur l'abdomen. Pas traces de rash.

5 octobre, éruption d'urticaire très-confluente aux avant-bras, sur les épaules, le tronc, en un mot, dans les points où il y a peu de pustules de variole. Il y a des plaques d'urticaire de la dimension de la paume de la main; dans ces points, les démangeaisons sont excessivement vives. — Insomnie provoquée par ce prurit. — Epistaxis ce matin.

L'éruption de variole, qui n'a pas fait de progrès depuis hier soir, a, ce matin, une teinte un peu vineuse.

Température rectale, 40°,6.

Il y a dans les urines de l'albumine et du bleu.

Poudre Dower, 50 centigr.

Tilleul. Orange.

Le soir : il n'y a plus que deux ou trois plaques d'urticaire sur le tronc, mais plus de traces sur les membres. Le malade souffre encore beaucoup dans les reins. Pas de nausées ni de vomissements. Sueurs abondantes; deux selles.

90 pulsations. L'éruption reprend sa marche normale. Elle sort assez bien.

Le 6 octobre, il y a toujours deux ou trois nouvelles plaques d'urticaire sur le tronc.

L'éruption de variole continue à se montrer normalement, des papules nouvelles apparaissent dans les points (avant-bras, tronc) occupés primitivement par l'urticaire.

Poudre Dower, 50 centig.

Température rectale, 39°,8.

Le soir. La journée a été assez bonne. Plus de maux de reins. Plus d'urticaire.

Le 7 octobre, l'éruption sort lentement sous forme de petites papulo-pustules.

Paralysie vésicale.

Température rectale, 38°,2.

Encore de l'albumine dans l'urine et du bleu.

1 pil. d'extr. thébaïque de 0,025 mill.

Le 8 octobre, la journée a été assez bonne ; l'éruption sort bien ; toutes les pustules s'ombiliquent ; angine modérée. La paralysie vésicale n'existe plus.

9 octobre, à la face, l'éruption est véritablement confluente.

A partir du 10 octobre, rien de nouveau à signaler ; la maladie suit son cours normal ; la convalescence se fait sans accident et le 25 octobre, le malade quitte l'hôpital complètement guéri.

Epoque d'apparition. — Le plus ordinairement le rash, quelle que soit sa forme, apparaît le deuxième jour des prodromes, mais il peut arriver après l'éruption des pustules. M. Guéneau de Mussy a publié dans la *Gazette des Hôpitaux* (1869, août), une observation dans laquelle, le lendemain de l'éruption des pustules varioliques, il se fit une éruption rubéolo-scarlatino-érythémateuse, ressemblant à la scarlatine, sur la partie moyenne du tronc, à la rougeole, sur le reste des téguments et sur le voile du palais.

Nous avons pu observer un cas de ce genre sur notre propre frère. Après trois à quatre jours de malaise, de fièvre, survinrent quelques pustules varioliques, sur le ventre, les avant-bras et les cuisses, puis la fièvre qui avait été très-violente la nuit qui avait précédé l'éruption, tomba presqu'entièrement.

Le lendemain rien de nouveau; les pustules grossissent et suivent leur marche habituelle. Le surlendemain, à six heures du matin, éruption scarlatineuse avec pointillé très-fin sur les avant-bras et le dos de la main, rash scarlatiniforme rouge écarlate sur les cuisses. A huit heures ces éruptions avaient pâli et à deux heures elles avaient presque disparu.

Le rash ne suit pas ordinairement une marche si rapide, il met 10 à 15 heures à atteindre son summum d'intensité, puis il pâlit, et sa disparition coïncide avec l'apparition des pustules varioliques, qui peuvent parfaitement être aussi confluents sur le point occupé par le rash que sur tout autre point du corps, sauf dans la forme purpurique.

Nous avons vu, dans une observation citée précédemment, qu'il pouvait apparaître deux fois sur le même sujet dans l'espace de quelques jours. (Obs. Ire.)

Ce n'est qu'exceptionnellement que nous avons vu les malades se plaindre de démangeaisons, c'est à peine si on les entend accuser plutôt un sentiment de cuisson ; nous n'avons point rencontré de desquamation dans le rash variolique comme dans les autres exanthèmes.

Siége. —Nous avons déjà signalé la poitrine, l'abdomen, les régions inguinales, la partie supérieure et interne des cuisses, les avant-bras, assez rarement le dos de la main, et plus rarement le visage.

Le rash peut être généralisé, mais c'est surtout dans les varioles hémorrhagiques.

Diagnostic. — Pour le diagnostic du rash, sous ses diverses formes il faudra tenir grand compte de son siége et des symptômes qui l'ont précédé; s'il y avait, après l'examen des taches, encore quelques doutes, l'éruption de pustul varioliques viendrait trancher la question.

Rappelons-nous que la forme scarlatineuse se voit de pr férence (nous laissons de côté le cas où le rash est généralis autour des seins sur le thorax et les cuisses, la forme rubé lique, qui est très-fugace, sur le thorax, sur la partie inf rieure de l'abdomen, aux aines, ainsi que le rash scarlatin forme pointillé. Très-souvent, enfin, et même le plus ord nairement le rash est complexe.

La rachialgie, la courbature, l'intensité des prodrom éloignent déjà l'idée d'un rash scarlatiniforme idiopatiqu dans lequel le pouls atteint rarement 90, tandis que dans rash variolique, il bat jusqu'à 119 et 112 pulsations par m nute. Dès que l'éruption est faite, dans le premier cas fièvre tombe presqu'entièrement, dans le second elle pe siste jusqu'après l'apparition des pustules varioliques. Enfi le rash scarlatiniforme idiopathique offre presque toujou une légère desquamation furfuracée qui est extrêmeme rare dans le rash variolique. Au reste, l'apparition des pu tules fait qu'on n'a rarement besoin de recourir à ce sign à moins que, comme nous en avons signalé un cas, le ra soit la seule manifestation exanthématique de la v riole.

Nous essaierons d'établir le dignostic différentiel de rash avec :

1° L'érythème variolique;

2° La variole confluente à son début;

3° La scarlatine;

4° La rougeole;

5° La suette miliaire;

6° Le purpura.

L'érythème hydrargirique;

L'érythème produit par les narcotiques (belladone, opium).

L'érythème papuleux;

L'érythème noueux;

L'érysipèle;

L'urticaire;

L'eczema rubrum;

La roséole œstivale;

La roséole syphilitique.

1° *Erythème variolique.* — Celui-ci vient habituellement dans les varioles graves, donne une sensation de chaleur et se trouve localisé généralement à la face. Il se présente sous la forme d'une plaque parfaitement uniforme, et se termine par une desquamation plus ou moins prononcée, mais après avoir subsisté malgré l'éruption des pustules. Le rash au contraire existe presque toujours à l'insu du malade, détermine rarement du prurit ou de la démangeaison, symptômes qui sont toujours très-prononcés dans l'érythème et en précèdent l'apparition.

La disposition du rash en plaques plus ou moins disséminées, à des régions parfaitement déterminées, est pathognomonique.

2° *Variole confluente.* — La différence essentielle, suivant Dimsdale, est réelle et doit se déduire des symptômes concomitants. Dans la petite vérole confluente il y a plus de fièvre, les inquiétudes, les douleurs à la tête et aux reins sont plus considérables et la prostration générale des forces est plus marquée. En outre, un examen très-exact peut quelquefois faire distinguer quelques petits boutons clair-semés.

De plus, l'éruption des boutons de variole débute par la face, tandis que le rash y apparaît très-rarement.

3° *La scarlatine.* — L'angine est plus légère, la rougeur de la gorge moins intense; jamais de tuméfaction de la face; jamais sur les amygdales de concrétions, ni d'enduit pultacé du pharynx; la langue ne présente pas les papilles et la rougeur spéciales à la scarlatine. Ajoutons la durée de l'éruption, son mode de développement, et enfin sa terminaison par desquamation dans la scarlatine. Ici il ne faut pas s'en rapporter aux symptômes généraux qui se ressemblent beaucoup dans ces fièvres éruptives.

4° *Rougeole.* — L'inflammation du côté de plusieurs muqueuses, l'injection des conjonctives, le larmoiement, l'écoulement séreux par les fosses nasales, les éternuements fréquents causés par un prurit incommode, la toux férine et les râles sibiliants de la poitrine sont des signes pathognomoniques de la rougeole.

Joignez à ces symptômes le mode d'éruption des taches qui se montrent d'abord à la face, au menton et aux joues, la desquamation spéciale de la face, la durée de l'éruption, et on pourra juger la différence qui existe entre la rougeole et le rash variolique.

5° *Suette miliaire.* — On a dans la suette la constriction à l'épigastre, les douleurs presternales, les palpitations, la tendance aux lipothymies, et les sueurs profuses, très-souvent une odeur particulière, symptômes qu'on ne rencontre point dans le cas qui nous occupe et qui ne ressemblent en rien à ceux de la variole.

6° *Purpura.* — Le rash variolique ne peut être confondu qu'avec le purpura simplex caractérisé par des pétéchies qui ne disparaissent pas à la pression du doigt. Ordinairement avec elles coïncident de larges ecchymoses. Lorsqu'il y a eu plusieurs éruptions successives on a des teintes différentes variant du rouge vif, qui marque le début, au rouge brun et au jaune clair suivant le degré de résolution.

Il faut aussi tenir compte du siége qui souvent est exclusivement limité aux jambes. S'il s'étend aux membres et à la face, on voit souvent les paupières et les conjonctives présenter des ecchymoses.

L'erythème hydrargirique peut prendre la forme d'un pointillé très-fin et très-serré, ou de plaques rouges unies comme dans le rash variolique, mais cette éruption se fait presque sans fièvre et succède à l'emploi de topiques mercuriels. Elle vient le plus ordinairement sur les endroits où où ils ont été appliqués, quelquefois elle peut paraître en une tout autre partie, et même se généraliser. Elle dure environ quatre jours, puis disparaît ne laissant aucune trace ou une légère efflorescence. Outre le peu de symptômes généraux on a absence complète de mal de gorge, de trouble du côté des voies digestives.

On attachera donc une grande importance à l'état général et aux antécédents.

Erythème médicamenteux (par la belladone et les narcotiques en particulier). — Dans ces cas la rougeur est plus généralisée, presque subite, et s'accompagne de symptômes pathologiques qui attirent immédiatement l'attention.

Erythème papuleux. — Cet érythème offre une saillie assez considérable qui n'existe point dans le rash. Sa coloration dès le début, et ensuite son évolution l'en distinguent facilement. Ce sont, en effet, tout d'abord de véritables petites tumeurs douloureuses au toucher, d'une couleur rosée, qui ensuite s'affaissent, s'aplatissent en même temps qu'elles deviennent violettes. On voit souvent autour d'elles une auréole qu'on ne saurait mieux comparer qu'à une ecchymose d'un jaune verdâtre, c'est le dernier terme de l'évolution; vient ensuite la desquamation.

L'Erythème noueux a des caractères bien tranchés : d'abord sa coïncidence avec un rhumatisme plus ou moins aigu, ou avec une hémorrhagie, l'empâtement du tissu cellulaire périphérique, la saillie douloureuse, quelquefois dure qui le constitue au début, son siége de prédilection à la partie antérieure des jambes, aux bras, aux avant-bras.

Comme dans l'érythème papuleux il faudra tenir compte de son évolution.

Erysipèle. — Valentin écrivait dans son *Traité de l'Inoculation*, un diagnostic différentiel très-précis, que nous nous contenterons de reproduire. « Le rash diffère de l'érysipèle en ce qu'il n'est jamais, comme ce dernier, accompagné de douleur, de gonflement, de renitence, de chaleur, ni d'inflammation qui sont propres à cette dernière maladie, mais il en a à peu près la couleur. »

Urticaire.— Nous avons ici non-seulement une différence caractéristique dans les symptômes qui manque souvent dans l'urticaire, mais de plus, des démangeaisons excessives, irrésistibles, une mobilité extrême de l'éruption, qui est constituée par des plaques saillantes, tantôt d'un blanc mat, avec une dépression manifeste à leur centre, tantôt d'une couleur rosée ou rouge. Quel que soit l'aspect de ces plaques et leur couleur, elles sont toujours entourées d'une auréole rouge.

Eczema rubrum. — Cette affection survient souvent au milieu de symptômes fébriles très-intenses, mais qui disparaissent dès qu'il a paru. Le premier phénomène local est une démangeaison très-vive qui se fait sentir dans différentes parties du corps, mais plus particulièrement à la figure, dans les plis articulaires, aux poignets, aux aisselles, dans les aines. Les plaques d'un rouge vif, qui surviennent, ont beaucoup de ressemblance avec le rash, mais l'apparition de vésicules assez volumineuses, et quelquefois très-agglomérées, le gonflement de la partie affectée viennent lever les doutes.

Roséole simple (*Roseola æstiva*, William). — Les différences sont ici moins marquées, cependant ces plaques assez peu colorées, *ardentes et prurientes*, comme le disait Vogel, répandues indistinctement sur tout le corps, laissant entre elles de grands îlots de peau saine, s'éloignent déjà beaucoup du rash. Il y a de plus de nombreuses différences dans les symptômes généraux.

Roséole syphilitique. — L'absence complète de fièvre, l'examen complet du malade, ses antécédents aident et font même complétement le diagnostic.

CHAPITRE III

Du Rash au point de vue nosographique.

Le rash est un exanthème à formes variées, qu'on retrouve dans un certain nombre de maladies générales (ex. le puerpérisme infectieux); mais il se montre dans la variole et d'une manière assez fréquente, de sorte que nous pouvons affirmer que, si on l'a rencontré rarement, c'est qu'on a méconnu ses caractères, c'est qu'on a oublié qu'il est fugace et qu'en douze ou vingt-quatre heures il peut avoir complétement disparu.

Nous rappellerons ici que le rash peut être la seule éruption exanthématique de la variole, comme nous en avons rapporté un cas emprunté à Fouquet, le traducteur de Dimsdale (Obs. IV de notre chapitre II).

En temps d'épidémie de variole, M. Quinquand a vu à l'hôpital Saint-Antoine des malades qui, ayant offert la plupart des prodromes varioliques, présentaient un érythème rubéolique qui disparaissait sans desquamation, en quelques jours, sans qu'il y eût aucune pustule et sans aucun phénomène ni de rougeole ni de scarlatine.

Le nombre des faits n'est pas assez considérable pour conclure à des varioles frustres, mais on doit néanmmoins compter avec elles et désormais les étudier avec le plus grand soin.

Comme les malades ne mandent pas le médecin dans les premiers jours, et que même le plus souvent ils attendent l'apparition de l'éruption, il en résulte que l'exanthème passe inaperçu.

Pour nous, le rash n'est qu'un symptôme engendré par des maladies diverses, et non une entité morbide distincte.

On connaît les principales opinions émises sur les rash.

Les uns, et les anciens ont partagé cette erreur, y ont vu des rougeoles, des scarlatines, des miliaires, des varioles se compliquant les unes les autres (Voir les Observations au chapitre précédent).

D'autres les ont appelés des *maladies singulières*, qu'ils ne s'expliquaient pas.

D'autres l'ont confondu avec l'érysipèle; d'où le nom de *variole érysipélateuse* (Morton, *loc. citat.*; Sydenham, *loc. cit.*).

Au moment des inoculations varioliques on a vu là des complications.

En Angleterre on a fait le *variolous rash*, une variole rash, c'est-à-dire un non-sens, une *rougeur-variole*, une rougeur élevée au rang d'entité morbide.

D'autres, enfin, y ont vu un érythème précurseur de la variole.

Telles sont les opinions des auteurs.

Pour le moment nous ne pouvons pas nous arrêter à discuter ces opinions diverses; nous voulons seulement montrer que le rash peut être une manifestation de la variole, un symptôme engendré par l'intoxication variolique, au même titre que la rachialgie; un peu moins fréquent, voilà toute la différence.

Dans le livre de Dimsdale nous voyons, à la suite d'inoculations varioliques, se manifester des rash à formes diverses qui n'ont pas toujours été bien compris. Les faits sont nombreux non-seulement dans les écrits de cet auteur, mais dans tous ceux qui traitent de l'inoculation.

En rapportant, même en abrégé, ces observations, nous ne ferions que nous répéter ; il suffira de se reporter aux observations consignées dans la première partie de ce travail, et aux extraits que nous y avons transcrits pour regarder ce fait comme parfaitement démontré, à savoir que l'*intoxication variolique artificielle développe des rash.*

C'est pour nous un fait incontestable. Pourquoi dans l'intoxication spontanée n'en serait-il pas de même ?

On voit, en effet, apparaître les mêmes formes, le même exanthème, sous l'influence de conditions qui ont la plus grande analogie.

Nous croyons donc que si on admet que c'est une manifestation pour le premier cas, on ne peut se refuser à l'admettre pour le second.

Pourra-t-on nous objecter que, dans l'un et l'autre cas, c'est une complication ?

Non. Quel que soit le sens qu'on donne à *complication*, nous disons que ce mot ne peut être admis ici.

Le rash ne complique rien ; la preuve, c'est qu'on le voit souvent, très-souvent même, avec des varioles les plus bénignes (Observations déjà citées, et en particulier, Obs. IX, X, XI, XII).

Le rash n'est pas non plus une dépendance éloignée de la variole ; un accident, puisqu'il est prévu. On lui a donné l'épithète de *varioleux* pour montrer leur union intime.

Ce n'est donc pas quelque chose d'extraordinaire, d'inattendu, en un mot, une vraie complication, un état morbide surajouté à un autre.

Ce n'est là qu'un simple érythème et pas autre chose, une manifestation de la variole au même titre que la pustule.

La preuve qu'on ne le considère pas comme une complication, c'est qu'au lit du malade, dès que nous constatons un piqueté ou une rougeur scarlatineuse aux régions inguinales, nous disons : voilà un rash variolique, nous allons avoir affaire à une variole, et ce seul signe suffit pour la diagnostiquer.

Qu'on nous permette de citer une Observation publiée dans la *Gazette des Hôpitaux*, 1860, et dans laquelle ce seul signe a suffi au professeur Trousseau pour porter son diagnostic. Nous ferons remarquer en passant que les diagnostics prématurés cités dans la thèse de M. Bessette (Paris, 1852), auraient été évités si on avait su tirer le même parti de ce signe. (Voyez Obs. XXIV, XXV, XXVI).

Obs. XXIX. — *Éruption scarlatiniforme généralisée, avec variole devenant hémorrhagique. — Mort.* — Un jeune homme de vingt ans entre à l'Hôtel-Dieu, présentant les symptômes du début d'une diothénenterie; mais après quelques jours de durée, l'affection tourne court. La fièvre était tombée, et le malade paraissait en état de convalescence lorsque tout à coup il perd l'appétit et est de nouveau pris de fièvre avec nausées, vomissements, céphalalgie intense, douleur de reins; puis, au bout de deux jours, il est couvert d'une éruption scarlatiniforme générale des plus intenses; il était rouge comme une *écrevisse*. On remarquait, en outre, sur les parois latérales du cou, des vésicules renfermant une petite quantité de liquide opalin; l'état de l'intelligence était parfait; il n'y avait pas le plus petit symptôme nerveux; rien à la gorge, aux amygdales, à la luette, ni au voile du palais; la langue était saburrale, couverte d'un enduit jaunâtre, mais sans rougeur à la pointe, ni sur les bords.

M. Trousseau diagnostiqua une variole, se fondant, d'une part, sur l'absence des signes prodromiques, des caractères généraux de l'affection scarlatineuse; d'autre part, sur ce que l'on voit souvent dans la variole, au moment où se fait l'effervescence du côté de la peau, se produire des éruptions préparatoires de la variole ressemblant plus ou moins à la scarlatine.

Le lendemain, on voyait des myriades de pustules naissantes sur la poitrine et à la face interne des cuisses, et là où la veille il n'y avait que de la rougeur scarlatineuse uniforme, on voyait des taches pétéchiales et ecchymotiques.

A mesure que l'on avançait, la maladie s'éloignait de plus en plus de la forme scarlatineuse pour revêtir de plus en plus les caractères de la variole. L'éruption variolique devint bientôt confluente, ne laissant plus entrevoir, entre les rares intervalles des pustules, que des taches hémorrhagiques. Dès le troisième jour de l'éruption, les symptômes les plus graves se manifestèrent, il survint de l'albuminurie, du délire. Le malade succomba du quatrième au cinquième jour.

Quelle est donc la complication, en nosologie, qui fait diagnostiquer la maladie qui suivra?

Nous n'en connaissons point.

On ne manquera pas de nous objecter le peu de fréquence de ce phénomène comparée à celle des autres phénomènes de la variole. Il nous suffirait de répondre que, dans un pareil cas, une question de nombre n'est point chose scientifique; mais nous pouvons affirmer que le rash est fréquent, beaucoup plus fréquent qu'on ne le croit généralement. Nous prétendons, en effet, que, si le rash est aussi rarement observé, c'est qu'on arrive trop tard, ou qu'on ne sait pas le reconnaître; car il ne faut point s'attendre à trouver toujours un rash scarlatiniforme avec ses plaques écarlates, non; on remarquera surtout le rash morbilliforme, qui est très-fugace et n'offre quelquefois qu'un pointillé léger. C'est là, suivant nous, la forme la plus fréquente, et qui échappe le plus souvent au malade aussi bien qu'au médecin.

Mais si le rash manque dans certaines varioles, ne voit-on

pas aussi manquer les nausées, les vomissements, la fièvre de suppuration? Et cependant il n'est personne qui puisse songer à les rayer du nombre des signes de la variole.

Voilà deux ou plusieurs individus couchés près l'un de l'autre, et qui vont avoir tous soit une variole, soit un varioloïde; l'un a du rash, les autres n'en ont pas. Eh bien! sauf la présence de l'érythème, ils sont dans les mêmes conditions; ils peuvent présenter les mêmes phénomènes généraux; rien n'est changé dans le mode d'évolution des phénomènes de la maladie; les pustules se montrent chez l'un comme chez l'autre; le rash n'ajoute donc rien à l'état général, c'est un signe purement local.

Les inoculateurs, dans leurs traités et leurs mémoires, nous rapportent de nombreux faits de ce genre. Nous nous contenterons de résumer ici une Observation de Brillouet (*Journal de médecine*, 1783), *Discussions entre Brillouet et Sutton*. Le rash, dans cette Observation, a été confondu avec une rougeole par Brillouet, mais Sutton, dans une réponse, relève cette erreur et démontre son évidence.

Le 6 avril 1783, j'inoculai par la méthode des piqûres, les deux fils de M... et le fils de son domestique. Je leur fis à chacun huit piqûres, quatre à chaque bras; j'employai de l'humeur variolique fraîche, extraite des boutons d'une fille de 4 ans, qui avait une petite vérole naturelle d'une bonne espèce.

Le troisième jour de l'insertion, les piqûres annonçaient la petite vérole dans les trois enfants.

Le 7 et le 8, ils éprouvèrent également les symptômes de l'invasion. La douleur était vive aux aisselles, la langue était chargée, l'haleine puante, la constipation avait lieu, les urines étaient laiteuses, fétides, l'appétit était dépravé et la courbature universelle; enfin, le neuvième jour, la fièvre éruptive survint, chez tous les trois, de la manière la plus favorable.

Le 10 au soir, l'éruption se manifesta chez le fils cadet de M. X., âgé de 4 ans, ainsi que chez le fils du domestique, âgé de 5 ans; la maladie parcourut avec ordre les différentes périodes dans les deux sujets, et ils éprouvèrent la petite vérole la plus bénigne et la plus abondante par inoculation.

Dès le 10 au matin, l'aîné des fils de M. X, M. Joseph, âgé de 5 ans, n'avait déjà plus de fièvre, les symptômes locaux ne font plus de progrès et le malade est gai.

Le 11, il devient triste, accablé; la fièvre se manifeste de nouveau avec force; vers le soir, il est plongé dans une affection comateuse profonde; on remarque des mouvements convulsifs dans les yeux et dans les mâchoires; la nuit est très mauvaise. Je mets le malade à une diète sévère, à l'usage de l'eau panée.

Le 12, les symptômes sont les mêmes; à midi, je découvre trois boutons varioleux, un à la lèvre supérieure, un sur le sternum, le troisième au bras gauche; il y avait aussi une douzaine d'autres boutons au bras droit, autour des piqûres, et celles-ci étaient peu enflammées.

A ces marques, je reconnais l'existence de la petite vérole; je me félicite, pensant que tous les symptômes fâcheux vont bientôt se dissiper par l'apparition d'une plus grande quantité de boutons : je suis trompé dans mon attente, la journée et la nuit sont également orageuses; une toux importune, une grande sensibilité de la vue se joignit aux autres accidents; les boutons ne font aucun progrès et les symptômes locaux ne se manifestent pas davantage.

Le 13, à cinq heures du matin, le malade est complétement affecté de la rougeole, qui régnait alors; je l[a] reconnais aux taches rouges, plates, lenticulaires, hérissées de petits boutons ; vers le soir, cette nouvelle éruption est complète, les symptômes fâcheux diminuent, la nuit est passablement bonne..... La nature fit promptement la crise de la nouvelle maladie, car, le 15 au soir, au bout de 3 jours, la peau était presque de couleur naturelle et le malade était tranquille.

Sa variole fut grave et suivit son cours habituel. Chez les autres inoculés, il faut croire que tout se passa normalement, puisque Brillouet n'en fait pas mention. D'un autre côté, il ne faut pas s'étonner si la variole, chez M. Joseph, fut plus grave, car nous avons remarqué que les symptômes de son éruption secondaire avaient été plus longs et plus alarmants que chez les deux autres. Outre ces symptômes, il faut tenir compte de ce fait : « Je découvris, le douzième jour de l'inoculation, trois boutons qui ne furent suivis d'aucun autre que quelques jours après, la fièvre continuant et les mêmes boutons ne faisant aucun progrès ; » c'est là, suivant les praticiens expérimentés, les signes d'une variole dangereuse.

Quant à sa rougeole, comme le dit Sutton, observons qu'elle est survenue pendant la fièvre éruptive de la petite vérole, ainsi que cela arrive ordinairement pour le rash ; qu'elle n'a duré que trois jours et qu'enfin elle n'a eu aucune autre ressemblance avec la rougeole, que la couleur de l'éruption. Les deux autres enfants qui étaient traités dans le même appartement, mangeant à côté de M. Joseph, n'ont pas contracté cette extra-éruption, quoiqu'ils n'eussent jamais eu la rougeole et qu'il soit constant que cette maladie est contagieuse.

Voilà donc trois enfants vivant dans les mêmes conditions, dans le même milieu, inoculés le même jour, avec le même virus, et chez lesquels l'inoculation a réussi également et a suivi une évolution semblable. Au moment de la fièvre de l'éruption secondaire, l'un est couvert de rash en même temps que de papules, et les autres n'ont que leurs papules. Dirons-nous que le premier a une maladie ou un phénomène de plus que les aures? Pour nous, le doute n'est pas possible, l'idée d'une espèce nosologique distincte ne peut être soutenue.

Il n'y a qu'un érythème de surajouté, un symptôme de plus et rien autre chose.

Tout ce qui accompagne ou suit le rash appartient à la variole et n'est nullement sous la dépendance de l'exanthème.

Tout ce qu'on peut accorder, c'est qu'il est souvent le signe précurseur d'une variole bénigne, lorsque toutefois il est localisé.

Si on vient à examiner ses variétés de formes, est-il possible de penser que ce petit pointillé d'un ou de deux jours aux régions inguinales, que cette sorte de roséole fugace, doivent être des entités morbides?

Si on adopte de tels principes, on arrivera en médecine aux mêmes exagérations que M. Jordan dans la classification botanique, c'est-à-dire à ériger en espèces des sous-variétés les plus infimes.

En résumé, d'après le rash des inoculés, d'après sa valeur diagnostique, d'après son mode d'évolution, sa fréquence, ses différentes manières d'être, le rash variolique est un phénomène qui dépend directement de la variole; c'est une manifestation de l'intoxication variolique.

CHAPITRE IV

Pronostic.

Nous avons réservé cet article pour la fin, persuadé qu'il ne saurait être mieux traité que lorsque nous aurions exposé notre manière d'envisager cet exanthème.

Nous pensons qu'il y a deux questions à se poser :

1° L'apparition du rash localisé a-t-elle une valeur pronostique?

2° L'apparition du rash généralisé a-t-elle une valeur pronostique?

A la première question, nous répondrons non, et là, nous avons pour nous une foule d'observations qui nous montrent le rash localisé survenant avant des varioles mortelles aussi bien qu'avant des varioles bénignes et même des varioloïdes. Les médecins anciens, comme les modernes, ne sont pas d'accord, et tous avouent qu'ils l'ont remarqué dans les cas benins aussi bien que dans des cas graves. Dans ces différentes observations, suivant nous, la bénignité ou la malignité des varioles doit être attribuée : 1° à la malignité ou à la bénignité des épidémies, à ce que l'on a appelé, nous ne savons pourquoi, le génie épidémique; 2° aux conditions particulières dans lesquelles se trouvaient les malades.

Dans l'épidémie qui sévit en ce moment, on a vu un grand nombre de morts suivre des varioles accompagnées de rash localisé, ce que nous attribuons à la malignité parfaitement avouée de cette épidémie. Parmi beaucoup de faits, nous citerons le suivant, qui nous a été communiqué par notre collègue, M. Job.

Obs. XXX. — *Rash scarlatiniforme localisé. Mort.* — Hôpital Rothscihld, service de M. Worms. — Salle des femmes, n° 10. — G. C., 35 ans, fleuriste, non revaccinée, est entrée le 7 avril 1870. Cette femme, toujours bien portante, bien constituée, et dans de très bonnes conditions de vie, s'est trouvée subitement indisposée. Tout ce qu'elle nous raconte avoir éprouvé depuis deux jours nous retrace le tableau des symptômes de la variole. Dès le premier jour de l'entrée, c'est-à-dire le 7, éruption de rash sur la face antérieure et supérieure du thorax, s'étendant jusque sur les reins. Éruption semblable à la face antérieure et interne des cuisses, remontant dans les plis de l'aîne. Le rash scarlatiniforme a disparu presque complétement le 10, lorsque les papules ont commencé à se dessiner. L'éruption se forme aussi confluente sur les points occupés par le rash que sur les autres parties du corps.

Pustules nombreuses et très-larges sur les mains. Jusqu'au 16, rien d'anormal ; dans la nuit du 16 au 17, premiers symptômes menaçants, fièvre, agitation, délire.

Même état jusqu'au 18, et ce même jour, mort.

Ici, nous avons un sujet fort, bien portant, dans de bonnes conditions sous tous les rapports ; le rash a été localisé, et, cependant, la terminaison a été fatale. D'autres observations semblables, prises pendant cette épidémie meurtrière, semblent autoriser à mettre sur le compte de sa malignité les nombreux décès relatés chaque semaine.

Il est évident que lorsque la variole survient chez un sujet déjà épuisé, soit par la misère, soit par la maladie, ou chez des femmes, par exemple, sous l'influence de l'état puerpuéral, on devra tenir le plus grand compte de ces différents états.

Pour la deuxième question, nous pensons qu'il faut apporter plus de réserve. Dimsdale a dit : « Lorsque cette éruption n'affecte que quelques endroits de la peau et qu'elle est diffluente, elle est peu dangereuse. Quelquefois elle recouvre tout le corps (rash) et se confond tellement avec la variole qu'il est impossible de la distinguer. Cette éruption, avec accompagnement de pétéchies et de taches livides, m'a fait croire à des varioles très-malignes, mais l'observation m'a rassuré. »

L'impression qui nous est restée, après avoir parcouru à peu près tout ce qui a été écrit sur ce sujet, c'est que les varioles qui ont été précédées d'un rash généralisé framboisé, couleur de homard, pourpre, sont souvent funestes et presque toujours accompagnées de la complication hémorrhagique. Nous terminerons par une observation qui nous montre la mort survenant avec l'apparition des papules varioliques.

Obs. XXXI. — *Rash scarlatiniforme généralisé.* — Sch. E..., couturière, 48 ans, non revaccinée; elle est entrée le 18 avril 1870 à l'hôpital Rothschild, se plaignant d'être malade depuis la veille.

A son entrée, toute la surface du corps présente une coloration rouge foncé, coloration tellement généralisée qu'on pourrait la croire normale chez la malade ; celle-ci affirme qu'elle a habituellement la peau parfaitement blanche.

A la partie inférieure de l'abdomen paraît une large plaque d'un rouge foncé plus intense ; elle s'étend des deux côtés depuis les épines iliaques antérieures et supérieures sur l'hypogastre et empiète sur la face antérieure des cuisses. Toute la surface de cette plaque est parfaitement uniforme.

En examinant attentivement on aperçoit des points lenticulaires, qui le lendemain sont comme de véritables taches de pnrpura.

Jusqu'au 19 au matin, à part une grande sécheresse de la

peau qui est en même temps mordicante, une grande soif, l'état général est satisfaisant: le pouls est bon et la température à 39°,2, on voit nettement les saillies de papules très-rapprochées à la face.

Le 20, même apparition aux avant-bras.

Le 19, dans la journée, commencement du délire et de tous les signes de la variole hémorrhagique ; ecchymoses conjonctivales, hématuries, selles sanguinolentes, épistaxis, crachats très-colorés, et, enfin ecchymoses remplaçant les taches purpurines de la veille.

Le soir, pouls à 100. — Température à 0°.

Dans la nuit du 19 au 20, accentuation des symptômes précédents. Pouls 100. — Température 0°.

Le 20, la journée est très-agitée, l'éruption n'est pas encore faite, les papules font seulement une très-légère saillie à la face et aux avant-bras. Sur toute la surface du corps ecchymoses disséminées. Prostration profonde. Mort dans la soirée.

(Communication de M. Job, interne du service.)

En résumé :

1° L'existence du rash localisé ne peut en rien aider le pronostic ;

2° L'existence du rash framboisé généralisé a paru souvent précéder des varioles graves.

CHAPITRE V

Deux mots d'incompatibilité des fièvres éruptives.

Cette doctrine ne peut être, dans l'état actuel de la science, ni affirmée ni infirmée d'une manière rigoureuse. Il est bien entendu que, par incompatibilité des fièvres éruptives, nous n'entendons pas parler du développement à une époque plus ou moins rapprochée de deux ou plusieurs fièvres éruptives, mais de leur évolution simultanée chez le même sujet. Le premier point ne souffre plus la discussion, les observations sont trop nombreuses. Pour le second, si nous compulsons les auteurs, nous trouvons des opinions émises d'après des faits fort discutables, incomplets, ou en trop petit nombre.

L'incompatibilité compte parmi ses défenseurs des médecins d'un haut mérite, Hunter, Adams, Trousseau, etc... Hunter, dans son chapitre des poisons, s'exprime d'une manière absolue, trop absolue même : et comme le dit son traducteur Richelot, cette doctrine, prise à la lettre, constituerait une erreur fort grave :

« Il est hors de doute, pour moi, que deux actions morbides ne peuvent exister dans la même constitution ou dans la même partie. Deux fièvres différentes ne peuvent exister dans la même constitution, ni deux maladies locales dans la même partie en même temps. »

La scarlatine et la rougeole peuvent se succéder, dit M. Trousseau, mais ne se développent jamais simultanément, « car il est constant de voir les fièvres éruptives, comme toutes les grandes pyrexies, imprimer à l'économie une sorte de résistance pour l'invasion d'une seconde affection du même genre. »

Dans le camp opposé, ou trouve des auteurs qui auraient vu des coexistences, chez les enfants, surtout. Ce serait sur ce terrain qu'on observerait spécialement ces faits. (Guersan, Blache.)

Vogel, Machride, Haen, Home, Gaspard Roux, en rapportent des exemples. Rillet et Barthez l'admettent et disent « que leur intensité est en raison inverse de celle des éruptions ; ainsi, lorsque la scarlatine domine, la bronchite est plus grave ; si au contraire c'est l'éruption rubéolique qui est plus marquée, l'angine sera plus intense. »

Chomel admet aussi la complication de deux fièvres éruptives qui peuvent influer l'une sur l'autre ou se développer simultanément sans s'influencer.

Les preuves de la première opinion sont puisées dans les varioles inoculées, ou dans les varioles ordinaires. Dans les varioles inoculées il peut se présenter deux cas (et c'est surtout avec la rougeole que nous voyons la coïncidence) : ou bien l'éruption rubéolique précède la variole inoculée, la retarde, ou bien c'est la variole inoculée qui précède la rougeole.

Voici des faits qui se rapportent à ces deux ordres d'idées.

L'observation suivante est prise dans le traité d'inoculation de Valentin et Desoteux.

En 1789, nous inoculons en même temps et avec la même matière, dans une maison isolée près de Nancy, la femme d'un lieutenant-colonel et ses deux enfants, dont une fille âgée de 4 ans et un garçon de 5 ans, avec celui du jardinier âgé de 7 ans.

Le quatrième jour, les signes de l'infection locale étaient certains chez les inoculés. Au commencement du sixième, le petit jardinier fut atteint d'une fièvre violente, d'accablement, de douleurs de tête et dans tous les membres avec assoupissement, les yeux rouges et larmoyants. Cet état dura trois jours, pendant lesquels il fut très-malade, vomissant quelquefois et refusant de prendre aucune boisson.

L'éruption de la rougeole commença vers la fin du troisième jour, continua pendant les trois autres, couvrit abondamment toute la surface de la peau et réalisa l'opinion où nous étions, que ce n'était pas encore l'effet de l'inoculation. Le malade se trouva beaucoup mieux pendant le cours de l'éruption et il était sans fièvre au septième jour. Nous examinâmes les piqûres, jour par jour; elles ne firent aucun progrès depuis l'invasion de la fièvre jusqu'au septième ou onzième jour de l'insertion.

Alors elles commencèrent à se ranimer; la desquamation s'opérait à la face et au corps. Le lendemain, les places de l'insertion étaient plus enflammées et les symptômes de la fièvre de la petite vérole se manifestèrent.

Cette fièvre dura près de trois jours, à la suite desquels commença l'éruption varioleuse, qui fut très-discrète.

L'enfant fut aussi beaucoup moins fatigué et moins malade que de la rougeole.

Ainsi le virus de la variole est resté dans un état d'inertie et de sommeil jusqu'à ce que le premier, ou celui de la rougeole, eût cessé d'exercer son action.

Il est très-évident que les deux virus avaient infecté l'économie; mais celui qui y avait été introduit *a posteriori*, interrompu dans ses effets au temps marqué, reprit ses droits immédiatement après le cours de l'autre.

Les deux autres enfants furent atteints de la fièvre varioleuse au huitième jour de l'insertion. L'éruption commença le onzième, et fut très-bénigne.

A peine le garçon était-il débarrassé des croûtes qu'il fut atteint des mêmes symptômes de rougeole que le petit jardinier.

Le lendemain, la fille tomba malade de la même manière; ayant encore des croûtes varioliques sur le visage.

La mère fut exempte de la rougeole, parce qu'elle l'avait eue dans sa jeunesse.

Nous rendîmes témoin de ces faits le professeur Jadelot, de Nancy, et nous apprîmes que l'enfant du jardinier avait gagné la rougeole dans le faubourg voisin, où elle règnait lorsqu'il fut inoculé. Les deux autres enfants, arrivés dans cette maison le jour de leur inoculation, sortaient d'un lieu exempt de rougeole, mais fréquentaient journellement le premier enfant, attaqué de cette maladie; ils la contractèrent, et n'en subirent les effets qu'après ceux de la variole, dont la contagion antécédente avait frappé le système à l'inverse de ce qui était arrivé au petit jardinier.

Cette observation nous offre donc l'exemple, chez des sujets placés dans les mêmes conditions, de l'évolution de rougeoles avant et après la variole et jamais simultanément.

Cruiskank (*Lettre de M. Clarke*, 1779. — *Traité sur la rougeole*, de Roux, p. 45) signale un fait se rattachant uniquement à notre premier ordre d'idées.

« Pendant l'été de 1778, il inocula une fille, à Parsons-green, et huit jours après la rougeole se déclara, sans qu'il survînt le moindre changement dans l'endroit où l'insertion avait été faite. Cette fille parut tout à fait bien. On ne voyait plus la piqûre de l'inoculation.

La rougeole ayant suivi son cours ordinaire vers la quatrième semaine après l'inoculation, la piqûre du bras commença à s'enflammer, et il se forma une pustule varioleuse qui fut suivie de l'éruption ordinaire.

Dans le *Mercure de France* (août 1755), Hosti rapporte l'histoire d'un enfant de cinq ans qui, comme dans le cas précédent, prit une rougeole dans le temps où on l'inoculait. « La petite vérole resta dans l'inaction jusqu'au vingt-sixième jour, c'est-à-dire jusqu'après la terminaison heureuse de la rougeole. »

Bergius rapporte (*Mémoire abrégé de l'Académie de Stockholm*, t. XI, p. 281 ; 1792) qu'on a observé la petite vérole et la rougeole dans une famille de sept enfants et que, non-seulement on vit la rougeole, comme dans l'observation de Valentin, venir, soit avant, soit après, mais en même temps. Il est regrettable qu'il n'ait rapporté ces observations avec des détails précis surtout pour la dernière variété. Ce qui enlève encore de la valeur à ce récit, c'est que, comme le pensent Valentin et Dezoteux, Bergius rapporte ce qu'on lui a raconté.

A cette occasion il fait cette remarque :

« On a observé que lorsque le virus de la rougeole se développe le premier et donne la fièvre qui lui est propre, il suspend l'effet de la petite vérole jusqu'à ce qu'il ait eu son plein effet et dessèche même l'incision. Il n'en est pas de même à l'égard du virus de la petite vérole ; son action et sa fièvre n'empêchent pas le développement et la fièvre de la rougeole.

Adams (*On morbid poisons*, ch. 2, p. 14 ; 180) rapporte à l'appui de son opinion cette observation du docteur Willam.

Il inocule le même jour la vaccine et la rougeole : les deux inoculations réussirent, et l'on vit les points d'inoculation de la rougeole se flétrir au moment où l'éruption vaccinale eut lieu ; celle-ci terminée, la rougeole reprit son cours.

Le docteur Lettson (*Mémoire de la Société de Londres*, t. IV, p. 288) rapporte l'histoire d'une famille composée du père, de la mère, de huit enfants et de trois domestiques, dont tous les membres furent alternativement pris de rougeole et de scarlatine. Au moment où les uns avaient la scarlatine, les autres étaient affectés de rougeole ; puis ceux qui avaient eu la rougeole prirent la scarlatine, et les scarlatineux contractèrent la rougeole. Les deux éruptions se succédèrent sans se compliquer mutuellement.

Odier (7 juin 1776) rapporte l'observation suivante que lui a transmise le docteur Viguier :

« Au bout de sept à huit jours d'inoculation arriva la fièvre éruptive, mais au moment où l'éruption de petite vérole commençait, l'enfant se trouva couvert d'une éruption complète de rougeole bien caractérisée dont les boutons se terminèrent au bout de trois à quatre jours par des écailles farineuses et l'éruption de petite vérole, suspendue pendant ce temps, s'acheva. »

Ces observations, suivant nous, sont claires, précises et ne laissent aucun doute sur l'évolution consécutive des deux fièvres éruptives. On trouvera encore des observations de ce genre dans Buxière. (*Journal de Médecine*, t. IV, p. 81.)

Nous voudrions pouvoir citer des faits aussi probants en faveur des partisans de la compatibilité. Ceux qu'ils peuvent invoquer ont été déjà cités dans les extraits que nous avons rapportés des auteurs du XVIIIe siècle. Dans tous les écrits des inoculations nous ne trouvons aucun fait, car nous ne voulons pas revenir sur la discussion de Brillouet et Sutton. Il est évident que ce dernier était dans le vrai en traitant la rougeole de son rival de rash méconnu. Il suffit de relire l'observation rapportée avec ses détails, page 77.

Nous allons rapporter des faits plus récents qui semblent tout d'abord appuyer cette doctrine, et nous allons exposer les raisons qui nous portent à considérer le diagnostic comme erroné.

Obs. XXXII. — Tirée de la *Gazette des Hôpitaux* 4 février 1860, Dr Passant. — La malade, âgée de 39 ans, après deux jours d'inappétence, est prise de douleurs de reins. M. Passant, appelé le 27 juillet 1959, trouve un pouls fort, des yeux injectés, la peau âcre, des douleurs lombaires ; il croit à une fièvre éruptive. Le soir, les douleurs de reins ont augmenté, il y a des envies de vomir, la malade se plaint de difficulté dans la déglutition. M. Passant examine la gorge, et trouve le pharynx et les amygdales d'un rouge framboisé. La nuit fut très-mauvaise.

Le 28, une large éruption scarlatineuse s'était manifestée dans l'aîne du côté droit.

Le 29, même manifestation dans l'aîne du côté gauche; au pli du coude des deux côtés et à l'épaule droite, près du creux axillaire; rougeur intense caractéristique, parfaitement circonscrite; démangeaisons très-vives.

Le 30, l'état général, le malaise, la fièvre en particulier, ne s'étaient pas amendés; on remarque quelques pustules de varioloïde disséminées sur différents points du corps, un peu plus nombreuses au visage.

La coloration des plaques scarlatineuses était d'un rouge aussi intense que la veille.

Le 31, l'éruption pustuleuse est générale et n'a respecté que les parties de peau envahies par la scarlatine; les pustules sont très-rapprochées, surtout au visage; la rougeur des plaques scarlatineuses est moins vive.

1er août, les pustules sont très-développées, elles sont très-rapprochées des plaques scarlatineuses, qui pâlissent.

Le 2, l'éruption variolique est dans son complet développement, la desquamation de la scarlatine commence.

Le 6, les pustules avaient parcouru leurs différentes périodes.

Le 7, elles sont couvertes de croûtes jaunâtres. Rien de particulier à partir de ce moment, si ce n'est que les deux affections ont jusqu'à la fin accompli, l'une à côté de l'autre, leur développement, comme si on les avait observées chez deux individus.

La convalescence a été aussi heureuse que rapide.

Dans une seconde observation du docteur Faivre, nous avons l'histoire d'un malade qui entre à l'hôpital le 9, après avoir éprouvé absolument les mêmes symptômes que dans l'observation VII.

Il présente une rougeur du ventre absolument semblable à la précédente ; rougeur qui existe depuis la veille, et qui est survenue immédiatement après les symptômes généraux. Il n'y a pas encore d'élevures sensibles au doigt.

Le 11, papules très-sensibles, la scarlatine pâlit.

Sur quoi s'est-on appuyé pour diagnostiquer une scarlatine dans ces cas? Sur la difficulté dans la déglutition, sur la rougeur du pharynx, des amygdales! mais ces phénomènes ne se produisent-ils pas même dans des varioles bénignes ; on a laissé de côté les seuls signes qui auraient pu avoir quelque valeur, tels que concrétions sur les amygdales, desquamation en plaques, analyse des urines, aspect de la langue.

Pour nous, il y a là un rash des plus accentués, apparaissant avant les pustules et pâlissant à mesure que ces dernières arrivent.

M. le docteur Tuillier, professeur à l'Ecole de Limoges, donne dans la *Gazette des Hôpitaux*, 24 mars 1860, une observation de scarlatine et de variole survenues en même temps chez M. le docteur Couturier.

M. X..., vacciné avec succès à l'âge de 4 ans et de 13 ans, est pris, le 22 mars 1853, de vomissements, de fièvre et de délire. Le 23, il y a de la difficulté dans la déglutition. Un interne croit à l'existence d'une engine tonsillaire, et prescrit un gargarisme astringent.

Le soir, douleurs vives dans les reins.

Le 24, M. Tuillier voit le malade, et diagnostique une éruption scarlatineuse couvrant tout le corps. En ce moment, il n'y avait aucun bouton de variole.

Le 25, M. Tuillier compte vingt-cinq pustules varioliques, et avoue que c'est la première fois qu'il remarque une scarlatine et une variole évoluant simultanément.

Que penser de cette observation. Y a-t-il des matériaux suffisants pour établir l'existence d'une scarlatine? Pour nous, nous n'en voyons pas un seul. Nous pensons même que la principale raison qui a poussé le docteur Tuillier à poser ce diagnostic, c'est la présence de scarlatineux dans les salles que fréquentait le docteur Couturier.

D'un autre côté, si nous rapprochons cette observation de celles des docteurs Faivre et Moreau et des autres précédentes, nous trouvons une analogie des plus frappantes.

En résumé, on a regardé ces éruptions comme des scarlatines, parce qu'il y avait eu fièvre, mal de gorge et éruption comme dans la scarlatine, et de plus dans le dernier cas, parce que le malade était en contact avec des scarlatineux, en un mot on a jugé d'après la vraisemblance. Mais rappelons-nous la maxime de Descartes : « *Regardez comme presque faux tout ce qui n'est que vraisemblable.* »

Non-seulement il ne faut pas s'en rapporter à la vraisemblance, mais il ne faut même pas toujours juger d'après les caractères anatomiques.

Trousseau s'en plaint, précisément au sujet des complications de variole par la scarlatine. « Erreur déplorable de l'école anatomique qui, ne jugeant une maladie que par une de ses manifestations extérieures, ne tient pas compte des éléments qui la constituent, et dont le faisceau représente l'unité morbide telle qu'on doit la concevoir. Ici il n'y a pas plus de scarlatine que de dothinentérie, lorsque dans le cours d'une pneumonie, d'une variole, d'une scarlatine, on observe des symptômes typhoïdes. »

Schoeulem (1832), professeur à Wurtzbourg, admet une affection éruptive hermaphrodite, qu'il désigne sous le nom de rubéole, et dans laquelle on trouve réunis les symptômes de la rougeole et de la scarlatine.

Dans la *Gazette de Paris*, 1853, page 128, se trouve le compte rendu de William Tripe, qui le porte à spécialiser la rubéole ou la scarlatine rubéolique comme il l'appelle. Plus récemment, M. Gintrac, dans son traité, consacre un article à la rubéole, et au lieu de voir une complication de la scarlatine par la rougeole, il admet une « affection mixte ou hybride, qui résulte de la réunion des symptômes de la scarlatine et de ceux de la rougeole. »

M. Réné Blache cite dans la *Gazette des Hôpitaux* (27 mars 1870) deux observations qui rentrent parfaitement dans les cas de rubéole de M. Gintrac pour ceux qui admettent l'incompatibilité, et qui pour les partisans de la compatibilité sont des cas de développement simultanés.

Obs. XXXIII. — A. Maria (3 ans), entre à l'hôpital le 11 janvier.

Il y avait environ un mois que cette enfant était sortie de l'hôpital, où une bronchite simple avec diarrhée l'avait amenée pour la première fois.

Cette fois, elle venait de la maison de convalescence, où il existait un certain nombre d'enfants convalescents de scarlatine et de rougeole.

A son entrée, on nous dit qu'elle était un peu souffrante depuis quelques jours, et qu'elle recommençait à tousser.

En effet, on constata un peu de fièvre, du catarrhe bronchique et de larmoiement.

Le 15, lendemain de son entrée, on trouve une éruption pointillée de rouge sur les bras et une teinte uniforme aux aines et sur les cuisses. La face est un peu rouge, sans caractères bien marqués; mais les yeux larmoyants et le coryza portaient à croire que l'enfant avait une rougeole. En effet, la toux persistait, et il y avait dans la poitrine des râles d'une bronchite incontestable. La langue était sale à sa base et très-rouge sur les bords, le fonds de la gorge était d'un rouge vif et luisant.

Le 16, les taches pointillées persistaient encore très-nettes, et une nouvelle poussée éruptive s'était faite à la face, au menton et au col, ayant les caractères bien tranchés de la rougeole, tandis que, dans le dos, l'éruption offrait, au contraire, toute l'apparence scarlatineuse.

L'angine qui était simple la veille, était devenue couenneuse. *Irrigations dans la gorge.*

Le 17, la double éruption persiste, le pouls reste très-fréquent et l'angine diphtéritique se manifeste par deux larges plaques pseudo-membraneuses sur les deux amygdales dont on a quelque peine à les détacher. De plus, il existe un engorgement des ganglions sous-maxillaires, plus marqué à gauche.

Le 18, légère amélioration de l'angine diphtéritique, qui ne s'étend pas ; cependant l'engorgement ganglionnaire augmente et devient très-douloureux.

Le 19, la rougeur scarlatineuse des aines a disparu ; mais le pointillé des bras et du dos persiste, se confondant en certains points avec l'éruption morbilleuse qui est devenue plus sombre par places. Le catarrhe bronchique persiste, les râles restent humides et gros.

Le 20, toujours de larges plaques grisâtres sur les amygdales, augmentation de l'adénite; pas d'albumine dans les urines. La double éruption disparait, laissant la peau un peu marbrée et bleuâtre. La congestion pulmonaire augmente un peu et le pouls reste toujours très-élevé, de 120 à 140.

Le 23, la desquamation commence, en certains points, furfuracée et lamelleuse à la fois. L'angine diphtéritique reste limitée aux amygdales et aux piliers qui sont couverts de plaques verdâtres se reproduisant rapidement après qu'on les a enlevées.

Le 27, l'adénite s'est terminée par un abcès dont l'ouverture spontanée ne laisse écouler qu'une sérosité sanieuse. L'état général de l'enfant est des plus graves ; elle refuse toute nourriture ; c'est à grand'peine qu'on parvient à lui faire prendre un peu de lait. Pouls, 160.

Le 29, l'engorgement ganglionnaire augmente, malgré l'écoulement du pus qui a lieu par la plaie.

Le 1er février, impossibilité de voir le fonds de la gorge, à cause de l'engorgement qui a envahi les deux côtés du col. On constate seulement une odeur fétide et caractéristique.

Le 3, le pouls est petit, incomptable, la respiration très-accélérée, une conjestion pulmonaire très-intense est indiquée par des râles fins. Il existe sur la joue une plaque de gangrène, et les bords de l'abcès sont également sphacélés.

A ce moment, on voyait encore quelques traces de desquamation lamelleuse sur le dos et sur les bras. A partir de ce moment la gangrène augmenta de jour en jour, et l'enfant succomba le 7 février.

Une opposition à l'autopsie, faite par les parents, nous empêcha de constater l'étendue de la gangrène de la bouche et du pharynx qui termina la maladie.

Obs. XXXIV. — L. (Louise) 4 ans 1/2, d'une constitution faible et scrofuleuse, était à l'hôpital des enfants, depuis le 10 décembre, pour une chorée assez intense à peu près guérie; quand le 30 janvier elle fut prise de fièvre (p. 144),avec amygdalite intense.

Le 31, on constate une angine pultacée. La fièvre persiste ; on donne un vomitif; ipeca, 50 centigr.

Le 1er février, il existe une légère éruption scarlatineuse qui ne tarde pas à augmenter les jours suivants, en même temps que se manifestait un engorgement des ganglions sous-maxillaires.

Le 3, l'éruption se complète, mais reste pointillée par places, les plaques blanches de l'angine ont disparu, sous l'influence d'un traitement par le jus de citron et le chlorate de potasse, il ne reste qu'une rougeur vive de l'arrière-gorge.

Le 4, l'engorgement ganglionnaire est plus manifeste à gauche, une nouvelle plaque de fausses membranes apparaît sur l'amygdale de ce côté; la fièvre persiste (pouls 120), et l'enfant vomit spontanément.

Le 5, on remarque sur tout le corps une poussée exanthémateuse, ayant les caractères de la rougeole; en même temps les yeux sont rouges et injectés, et l'enfant a par moments une toux sèche; la face est vultueuse et bouffie; les lèvres sont croûteuses; la langue humide est recouverte d'un enduit blanchâtre. Les caractères de l'éruption nouvelle se mêlent à ceux de l'éruption scarlatineuse qui avait précédé. De plus, on vit sur les bras et les avant-bras, des élevures rosées nombreuses et serrées, assez semblables à celles de la miliaire. Le pouls est à 150, et la température sous l'aisselle s'élève à 35°, 5.

Le 6, l'éruption rubéolique se complète à la face, et le catarrhe pulmonaire s'accuse par des râles humides.

Le 8, l'angine couenneuse augmente, et il s'y joint un coryza couenneux. La double éruption pâlit, sans disparaître entièrement; on retrouve un marbré bleuâtre sur la partie antérieure de la poitrine et dans le dos.

Il se fait aussi de la congestion pulmonaire.

Pouls à 138, temp. 39°, 8.

Le 9, l'adénite du côté gauche a augmenté.

Le 10, la diphthérie occupe non-seulement la gorge mais le voile du palais et de la bouche.

Le 11, l'adénite se termine par suppuration et le pus se fait jour au dehors. La desquamation est plutôt furfuracée que la lamelleuse.

A partir de ce jour, l'enfant va de mal en pis jusqu'au 20 février, où elle succomba à la diphthérie généralisée, compliquée d'une broncho-pneumonie double.

Ces observations mettraient dans un grand embarras les partisans de l'incompatibilité, si depuis longtemps déjà plusieurs auteurs n'avaient pas donné un nom spécial, rubéole, à ce genre d'affection.

Mais doit-on regarder ces cas comme des complications de rougeole et de scarlatine, de scarlatine et de rougeole, comme des rougeoles-scarlatineuses ou des scarlatines-rubéoliques, suivant que l'une ou l'autre prédomine, ou doit-on en faire une maladie spéciale, rubéole?

La question a été résolue dans ce dernier sens, et à son article rubéole, M. Gintrac en expose très-nettement et très-complétement les divers caractères.

En résumé, il résulte donc qu'aucune de ces observations ne peut être invoquée en faveur de la compatibilité; ou elles sont incomplètes, ou elles sont mal interprétées.

Il reste cependant un fait bien avéré : c'est la marche simultanée, l'évolution de la vaccine et de la variole, et s'il est vrai que ce sont des virus différents, il y aurait là une preuve en faveur de la compatibilité.

Mais il reste encore là, pour nous, plus d'un doute, de telle sorte que cette preuve perd à nos yeux beaucoup de sa valeur, et nous ne croyons pas qu'on puisse être affirmatif dans ce cas. Borsiéri (p. 65) *loc. cit.*, n'ose pas affirmer et dit : « Je ne nierai pas cependant que parfois l'un et l'autre exanthème ne s'associent (rougeole et scarlatine), de sorte qu'en raison de cette complication, on pourrait, avec Vogel, composer un double genre, le morbilleux et le miliaire suivant que la scarlatine pourprée se complique avec une éruption morbilleuse et miliaire. » Nous nous contenterons de faire remarquer que cette concession de Borsiéri a pour point de départ une erreur, et que cet auteur a confondu l'exanthème scarlatiniforme qui précède la rougeole et la miliaire avec la scarlatine elle-même. (Voir la thèse d'Almeras.)

Desessartz (*Mémoire sur la petite vérole, sa complication avec la scarlatine, la miliaire et autres perversions des humeurs*. Institut national 1798) signale après de grandes variations atmosphériques (septembre 1798), des varioles et des scarlatines évoluant simultanément; mais ses observations n'ont rien de précis et ne peuvent être contrôlées. L'éruption varioleuse survenait vingt-quatre à quarante-huit heures après la scarlatine, ce qui donne déjà de fortes présomption en faveur d'une variole précédée de rash.

Dans le plus grand nombre de ses observations il est question de fiévres éruptives se suivant à quinze jours d'intervalle (1re histoire, p. 438).

Dans son *Traité des maladies des enfants*, Berton (Paris 1842) admet que l'éruption variolique et rubéolique se trouve parfois unie à celle de la roséole, de la scarlatine, de la variole. Nous croyons qu'ici, encore, on pourrait demander un peu plus de précision, et que pour ce mot *union* comme pour *complication* de certains auteurs, on peut demander s'il s'agit d'une évolution simultanée, d'une évolution consécutive après plusieurs heures ou plusieurs jours d'intervalle, ou d'une évolution qui commence quelques heures avant la disparition du premier exanthème, comme lorsqu'il s'agit de la pustule varioleuse apparaissant quelques heures avant la disparition complète du rash déjà pâli et altéré.

M. Monneret, dans sa *Pathologie générale*, t. 1, p. 252, s'exprime d'une manière qui nous semble un peu trop hardie : « Un cas très-ordinaire est celui où les deux affections se développent avec leurs symptômes propres, et presque parallèlement sans que leur marche soit troublée. Elles s'a-

www.ingramcontent.com/pod-product-compliance
Ingram Content Group UK Ltd.
Pitfield, Milton Keynes, MK11 3LW, UK
UKHW020159200726
13856UKWH00003B/1075

9 782011 779601